ZHONGYI
HUOXUELISHUIFA

主编 ◉ 彭清华　彭 俊

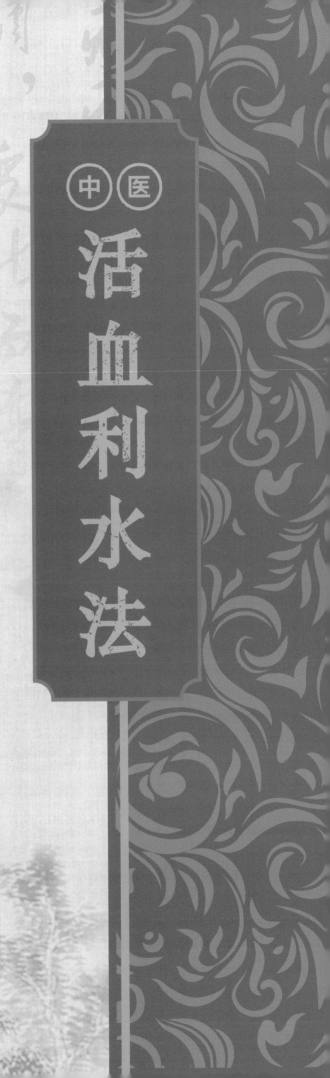

中医

活血利水法

CS K 湖南科学技术出版社

国家一级出版社　全国百佳图书出版单位

·长沙·

前　言

　　活血利水法是以具有活血化瘀、利水渗湿作用的方药，治疗血水互结或血瘀水停病证的方法。该治法目前在内科、外科、骨伤科、肿瘤科、眼科等各科疾病的治疗中得到了较广泛的应用，但在一些临床学科仍应用较少，临床医生对该治法的熟知度还不高，为此，我们通过查阅大量古今医学文献，在采用活血利水法治疗眼科疾病取得明显临床疗效、用活血利水法进行科学研究并取得系列成果的基础上，特编写《中医活血利水法》一书，目的就是进一步在临床上推广和应用活血利水法。

　　本书分为3章。第一章论述活血利水法的发展史及理论形成基础，概要介绍了先秦时期、秦汉时期、宋元时期、明清时期及中华人民共和国成立后等不同时期有关水血相关、水血同治及活血利水法的论述，介绍了有关血的概念、水的概念和活血利水法的形成。第二章为活血利水法的常用方药，包括活血利水法常用药物、活血利水法常用方剂。第三章为活血利水法的临床应用，主要介绍活血利水法目前在内科、外科、骨伤科、肿瘤科、妇科、眼科、耳鼻咽喉科等一般疾病及疑难疾病的临床应用情况。每个章节后均附有参考文献，以供读者迅速查阅原始文献。

　　本书在编写中力求科学性、实用性和可读性，但由于作者学术水平和能力有限，书中有错误或不足之处在所难免，恳请国内外同行专家批评指正，以便重印或再版时进一步补充、修改和完善。

湖南中医药大学

彭清华

目　　录

第一章　活血利水法的发展史及理论形成 ……………………………………………………（1）

　　第一节　活血利水法的发展史 ……………………………………………………（1）

　　　　一、先秦时期 ……………………………………………………（1）

　　　　二、秦汉时期 ……………………………………………………（2）

　　　　三、宋元时期 ……………………………………………………（5）

　　　　四、明清时期 ……………………………………………………（5）

　　　　五、中华人民共和国成立后 ……………………………………………………（9）

　　第二节　活血利水法的理论形成基础 ……………………………………………………（9）

　　　　一、血的概念 ……………………………………………………（9）

　　　　二、水的概念 ……………………………………………………（10）

　　　　三、活血利水法的形成 ……………………………………………………（12）

第二章　活血利水法的常用方药 ……………………………………………………（20）

　　第一节　活血利水法常用药物 ……………………………………………………（20）

　　　　一、活血化瘀药 ……………………………………………………（20）

　　　　二、利水渗湿药 ……………………………………………………（32）

　　　　三、活血利水药 ……………………………………………………（38）

　　第二节　活血利水法常用方剂 ……………………………………………………（45）

　　　　一、活血化瘀剂 ……………………………………………………（45）

　　　　二、利水渗湿剂 ……………………………………………………（50）

　　　　三、活血利水剂 ……………………………………………………（54）

第三章　活血利水法的临床应用 ……………………………………………………（62）

　　第一节　活血利水法在内科的临床应用 ……………………………………………………（62）

　　　　一、活血利水法治疗心血管疾病 ……………………………………………………（62）

　　　　二、活血利水法治疗呼吸系统疾病 ……………………………………………………（64）

　　　　三、活血利水法治疗神经系统疾病 ……………………………………………………（65）

　　　　四、活血利水法治疗肝硬化腹水 ……………………………………………………（68）

　　　　五、活血利水法治疗甲状腺功能减退症伴水肿 ……………………………………………………（68）

六、活血利水法治疗糖尿病肾病 …………………………………………………………… (68)

七、活血利水法治疗慢性肾炎 ……………………………………………………………… (69)

八、活血利水法治疗风湿病 ………………………………………………………………… (69)

第二节　活血利水法在外科的临床应用 ………………………………………………………… (71)

一、活血利水法治疗甲状腺囊肿 …………………………………………………………… (71)

二、活血利水法治疗胫前黏液性水肿 ……………………………………………………… (72)

三、活血利水法治疗下肢深静脉血栓形成 ………………………………………………… (72)

四、活血利水法治疗前列腺增生症 ………………………………………………………… (73)

五、活血利水法治疗初期褥疮 ……………………………………………………………… (73)

六、活血利水法治疗早期带状疱疹 ………………………………………………………… (74)

七、活血利水法治疗乳腺癌相关淋巴水肿 ………………………………………………… (74)

八、活血利水法治疗痔术后肛缘水肿 ……………………………………………………… (74)

第三节　活血利水法在骨伤科的临床应用 ……………………………………………………… (75)

一、活血利水法治疗骨折初期肿胀 ………………………………………………………… (76)

二、活血利水法预防下肢术后深静脉血栓形成 …………………………………………… (76)

三、活血利水法治疗急性踝关节扭伤 ……………………………………………………… (76)

四、活血利水法治疗外伤性肿胀 …………………………………………………………… (77)

五、活血利水法治疗急性腰椎间盘突出症 ………………………………………………… (77)

六、活血利水法治疗膝关节交叉韧带重建术后肿胀 ……………………………………… (78)

七、活血利水法治疗膝关节滑膜炎 ………………………………………………………… (78)

八、活血利水法治疗急性软组织损伤 ……………………………………………………… (79)

九、活血利水法治疗痛风性关节炎 ………………………………………………………… (79)

第四节　活血利水法在肿瘤科的临床应用 ……………………………………………………… (81)

一、活血利水法治疗恶性胸腔积液 ………………………………………………………… (81)

二、活血利水法治疗癌性腹腔积液 ………………………………………………………… (81)

三、活血利水法治疗乳腺癌术后/放疗后上肢淋巴结水肿 ………………………………… (82)

四、活血利水法在治疗宫颈癌术后/放疗后下肢淋巴结水肿 ……………………………… (83)

五、活血利水法在脑肿瘤的术后或放疗后出现脑水肿的治疗 …………………………… (84)

第五节　活血利水法在妇科的临床应用 ………………………………………………………… (85)

一、活血利水法治疗经期、妊娠或产后水肿 ……………………………………………… (85)

二、活血利水法治疗癥瘕 …………………………………………………………………… (86)

三、活血利水法治疗多囊卵巢综合征 ……………………………………………………… (86)

第六节　活血利水法在眼科的临床应用 ………………………………………………………… (87)

一、活血利水法治疗青光眼及其手术后 …………………………………………………… (87)

二、活血利水法治疗视网膜静脉阻塞 ……………………………………………………… (88)

三、活血利水法治疗视网膜中央动脉阻塞 ………………………………………………… (89)

　　四、活血利水法治疗糖尿病视网膜病变 ……………………………………………………（90）

　　五、活血利水法治疗中心性浆液性脉络膜视网膜病变 ………………………………………（90）

　　六、活血利水法治疗年龄相关性黄斑变性 ……………………………………………………（90）

　　七、活血利水法治疗黄斑水肿 …………………………………………………………………（91）

　　八、活血利水法治疗视网膜脱离术后 …………………………………………………………（92）

　　九、活血利水法治疗玻璃体积血 ………………………………………………………………（93）

　　十、活血利水法治疗视网膜出血 ………………………………………………………………（93）

　　十一、活血利水法治疗眼外伤及眼内异物手术后 ……………………………………………（94）

　　十二、活血利水法治疗内眼术后角膜水肿 ……………………………………………………（94）

　第七节　活血利水法在耳鼻喉科的临床应用 ……………………………………………………（96）

　　一、活血利水法治疗化脓性中耳炎 ……………………………………………………………（96）

　　二、活血利水法治疗梅尼埃病 …………………………………………………………………（97）

　　三、活血利水法治疗变应性鼻炎 ………………………………………………………………（97）

　　四、活血利水法治疗慢性鼻窦炎 ………………………………………………………………（98）

　　五、活血利水法治疗鼻息肉 ……………………………………………………………………（98）

　　六、活血利水法治疗睡眠呼吸暂停低通气综合征 ……………………………………………（98）

　第八节　活血利水法治疗疑难疾病 ………………………………………………………………（99）

　　一、活血利水法治疗特发性水肿 ………………………………………………………………（99）

　　二、活血利水法治疗顽固性水肿 ………………………………………………………………（100）

　　三、活血利水法治疗特发性膜性肾病 …………………………………………………………（100）

　　四、行气利水、化瘀逐饮法治疗急性呼吸窘迫综合征 ………………………………………（101）

　　五、活血利水法治疗颅脑损伤 …………………………………………………………………（101）

第一章　活血利水法的发展史及理论形成

第一节　活血利水法的发展史

活血利水法作为中医的一种经典治疗方法，它的发展经历了漫长的岁月。总结而言，主要包括了：先秦时期的奠基阶段、秦汉时候的论治阶段、宋元时期的发展阶段、明清时期的深入阶段、新中国成立后的现代化发展；后世医家也在不同的疾病中广泛应用这些理论，并取得良好的效果。接下来，我们就从上述几个历史阶段来探讨活血利水法的治疗情况。

一、先秦时期

湖南长沙马王堆三号汉墓出土的《五十二病方》中就记载有半夏、茯苓、皂荚、贝母、漏芦等化痰祛瘀的药物，表明在先秦时候就已经有关于水血同治的治法。《黄帝内经》中有大量关于水与血的理论论述，奠定了水血相关的理论基础，并为后世血水同治以及活血利水治法的提出，产生了深远的影响。主要有以下论述：

（一）提出血水来源一致，同出自水谷精微，化生于脾胃

水与血同源，又互相化生。《素问·经脉别论》曰："饮入于胃，游溢精气，上输于脾，脾气散精……水精四布。"由此可见，人体内的水产生于脾胃。而人体内的血，亦为脾胃吸收水谷之精微所化生，正如《灵枢·决气》所曰："中焦受气取汁，变化而赤，是谓血。"《灵枢·痈疽》曰："津液和调，变化而赤为血。"因此，水与血俱源于饮食水谷，化生于后天脾胃。津液在脉外，血在脉中，它们之间是可以互相化生的。津液可以渗过脉管进入脉中，与营气结合，变化而赤为血。这说明血和水的生成都来源于水谷之精气，生理上二者相互滋生、相互转化、相互为用。同时，津液又是血液的重要组成部分，故有"津血同源"之说。

（二）提出血水循行输布规律类似，可以相互转化

《灵枢·邪客》曰："营气者，泌其津液，注之于脉，化以为血。"而血脉中的液体，一旦与营气分离，渗出脉外，自然就成为津液，进而出于腠理，便为汗。因此，有"汗者，血之液"之说。

《素问·经脉别论》曰："脾气散精，上归于肺，通调水道，下输膀胱，水精四布，五经并行。"说明了水是因气而流动输布的。血的循行亦离不开气。《素问·六节藏象论》曰："肺者，气之本。"循行于周身的血脉，均要汇聚于肺，在肺气的推动下，使血液得以布散全身。因此，水与血均倚气而输布循行。

水和血都是构成人体和维持人体生命活动的最基本物质。津液对肌肤、孔窍、脏腑、骨髓、骨节等有濡养的功能。《灵枢·决气》曰："腠理发泄，汗出溱溱，是谓津……谷入气满，淖泽注于骨，骨属屈伸，泄泽，补益脑髓，皮肤润泽，是谓液。"《灵枢·五癃津液别》曰："津液各走其道，故三焦出气，以温分肉，充皮肤。"血对机体亦有滋养濡润的功能。《灵枢·平人绝谷》曰："血脉和利，精神乃居。"说明了血对精神的滋养作用。《素问·五脏生成》曰："肝受血而能视，足受血而能步，掌受血而能握，指受血而能摄。"指出血的滋濡对机体感官和运动功能作用亦大。血对机体生命活动的维持，诚如《灵枢·营卫生会》曰："中焦亦并胃中，此所受气者，泌糟粕，蒸津液，化其精微，上注于肺脉，乃化而为血。""以奉生身，莫贵于此。"综上所述，可见水与血皆有形而主静，属阴，对机体都有滋养和濡润

作用。

（三）提出水血病理相关，相互累及

水的生理情况是指津液，而水的病理状态是指水饮痰湿。津与血，不仅同生互化，而且生理功能相似，均具有滋润和濡养的作用。病理上，血的一部分渗出脉外而成水液，为病理之水；水湿凝聚阻碍血运，亦可致瘀。

《素问·脉要精微论》曰："肝与肾脉并至，其色苍赤。当病毁伤，不见血，已见血，湿若中水也。"因此，血液过度耗伤的人，必同时耗伤津液，津液亏虚，汗出无源而汗少；反之，津液耗伤过度的人，化血无源而血少。故《灵枢·营卫生会》曰："夺血者无汗，夺汗者无血。"揭示了血竭津枯，津亏血涸的相关病理。

水与血的输布循行均倚气机流畅。当气机阻滞不能布津或帅血时，势必影响血或津的正常循行布散，从而导致相关的病理过程。《灵枢·百病始生》曰："温气不行，凝血蕴里而不散，津液涩渗，着而不去，而积皆成矣。"当阳气不能温煦血脉，血凝聚蕴里不得布散，津液亦涩滞不行，留着而不消散，于是积证就形成了。《灵枢·刺节真邪》曰："津液内溢，乃下留于睾，血道不通，日大不休，俯仰不便，趋翔不能。此病荥然有水。"当津液内溢，留积在阴囊中，引起血脉不通，瘀血阻滞，则阴囊水肿日渐增大，诸症也就随之而起。《黄帝内经》的这些论述，又进一步阐述了水阻血瘀、血滞水遏、水血搏结的相关病理机制。

《黄帝内经》还指出，当水停引起血瘀时，常可反应于血脉的体征。《灵枢·水胀》曰："水始起也，目窠上微肿，如新卧起之状，其颈脉动。"又曰鼓胀为"腹胀，身皆大，大与肤胀等也，色苍黄，腹筋起"。"腹筋起"，杨上善"筋"作"脉"，系指腹部有青色络脉暴露如筋。"脉为血府"，其水肿病之"颈脉动"；鼓胀病之"腹筋起"，均揭示了水停血阻的病理征兆。

（四）提出水血疾病治法相辅相成，兼治则效彰

水血病理相关，决定了二者治疗的相辅相成。当水液敷布失常、水遏血瘀时，其治疗若囿于见水治水，则力有不逮。此时，必须水血兼治，其疗效才相得益彰。故《素问·汤液醪醴论》对水肿病提出了"平治于权衡，去菀陈莝"的治则。《灵枢·小针解》对此指出："菀陈则除之者，去血脉也。"可见，"去菀陈莝"，除攻逐水邪外，尚包括去除郁结于体内的瘀血。

《黄帝内经》还制定了水证治血的方剂。《素问·腹中论》曰："有病心腹满，旦食则不能暮食，此为何病？岐伯曰：名为鼓胀。帝曰：治之奈何？岐伯曰：治之以鸡矢醴，一剂知，二剂已。"《日华子本草》曰："破血。"醴即酒类。《景岳全书》曰："盖酒为水谷之液，血亦水谷之液，酒入中焦，必求同类，故直走血分。"可见，鸡矢醴当为活血利水之剂。《黄帝内经》针对水证治血，还明确提出了可用取血络放血的针刺疗法，使水肿消退。意即用针刺治疗肤胀和鼓胀时，首先用针泻其疾血的络脉，然后再根据虚实来调理经脉。说明此是以刺恶血的方法，疏通经络，治疗水肿病，可谓是活血利水法之滥觞。除《素问·汤液醪醴论》记载对水气病治疗"可缪刺其处"外，《灵枢·水胀》进一步指出："肤胀鼓胀，可刺邪？岐伯曰：先泻其胀之血络，后调其经，刺去其血络也。"论述了对肤胀和鼓胀，可先泻除充盈有瘀血的络脉，然后再调理经脉，以祛其血络上的瘀血，从而取得治疗肤胀鼓胀的效果。

《灵枢·营卫生会》曰："夺血者无汗，夺汗者无血，故人生有两死，而无两生。"故对于失血、血虚患者，不能妄夺其汗；对于脱汗者，也不能用动血之品或针刺放血等疗法，进而寓示了血竭忌汗、汗脱忌劫血的禁忌。

二、秦汉时期

医圣张仲景在《黄帝内经》的基础上，在水饮痰湿以及津血的病机治法上，进一步对活血利水法阐发。医圣首先揭示水血相关的理论渊源，阐述了"血不利则为水"、水遏血病及血水并病等血水相关的病理机制，然后指导了具体治法，归纳为忌汗秘血、衄以代汗、调津凉血、养血利尿、养血利水等多条治法。

"血不利则为水"原意虽然是阐述三焦与肾的阳虚血少，功能不足，导致妇人经水不通，先经闭而后发生水肿的病理机制，但其深层次病机不局限于妇人病，而是阐述了因虚致瘀、因虚致肿的病机。后世医家对"血不利则为水"的机制及深层次内涵进行了大量讨论，如杨春昆等人认为"血不利则为水"是指瘀血形成，阻滞气机，气化不利，津液运行失常导致体内水液潴留，是水液代谢过程中除脏腑、三焦功能失调外提出的又一重要理论。血不利与现代医学的微循环障碍相似，包括外周血液循环不畅、内脏血液循环不畅、局部淋巴循环不畅等。尤在泾曰："曰血分者，谓虽病于水，而实出于血也。"明确指出了血瘀可致水肿病的形成。汪义明等认为"血不利"应包括血虚和血瘀两方面，"水不利"涵盖水饮和痰湿两端，四方面病理因素互为牵掣，交结难分，可致经隧不利，三焦不畅，玄府不通，虚实错杂，引起脏腑失和，神机不舒，大病乃生。

《金匮要略》对《黄帝内经》的阐发主要有以下几个方面：

（一）阐述了血水相关的病理机制

医圣张仲景在《黄帝内经》的基础上，将血水相关的病理机制进一步丰富和系统化。《金匮要略·水气病》论述了"水分"与"血分"的概念，认为二者关系密切，临床上既可血病及水，也可水病及血，明确提出了"血不利则为水"的病理学思想。而且医圣秉着临床实践的原则，在一些具体疾病中，详细阐述了血水相关理论是怎么影响这些疾病病机的。如《金匮要略·水气病》第十九条："少阳脉卑，少阴脉细，男子则小便不利，妇人则经水不通；经为血，血不利则为水，名曰血分，此病难治；先病水，后经水断，名曰水分，此病易治。"这一节条文，阐明了由于血病而累及水病，即"血不利则为水"。就《金匮要略》的本义而论，是指因下焦阳衰寒盛，胞中之血凝而不行，故月经不利，由此而继发的水肿，其原因在于血，故将之称为"血分"。《金匮要略·水气病》第二十条曰："经水前断，后病水，名曰血分。"可见，仲景已对血病致水和水病致血早有明确的划分，丰富了《黄帝内经》病机学说，并且对症状及预后有深刻的认识。后世《丹溪心法》曰："痰挟瘀血，遂成窠囊。"《景岳全书》曰："而痰涎皆本气血……津液败而气血即成痰涎。"《证治准绳》曰："痰积既久……瘀浊臭秽无所不有。"《血证论》曰："血积既久，亦能化为痰水。"均是对这一思想的继承与发展。虽然妇人独有其生理特点，某些疾病的发生有特殊之处，但是对于"血不利则为水"来说，则非专指妇科而言。唐容川谓："女子要血循其常，男子亦要血循其常。""男子则血之转输，无从觇验，女子则血之转输，月事时下。"因妇人有经水可尔，故知血分不利而积渐阻滞，则水病乃成，易于辨认而已。

（二）阐述了血水同治的治法思想，并提出了示范性方剂

张仲景明确提出"血不利则为水"的病理学思想之后，率先使用"活血利水法"，并不局限在水肿、经闭两证，凡缘于水、湿、痰、饮、瘀血所致诸如腹满、腹痛、呕吐、泄泻、黄疸、癃闭、痰饮、悬饮、溢饮、支饮、癥瘕、积聚、心悸、胁痛、痛经皆可运用。凡血分病变或水分病变，不论其临床上有无明显涉及血分或水分的征象，都可采用这一疗法。另外，仲景所用利水法不单纯指利尿而已，尚包括逐水、渗湿、燥湿、化痰、发汗等法在内，是个广义的概念。因此，活血利水法也不应当是单一的含义，而应是血水并治、痰瘀并治、湿瘀并治等法的统称。同时张仲景还在《金匮要略》大量篇幅中都涉及了"活血利水法"的方剂。

血水同源，血水同病，故作为病因及病理产物的瘀血与水湿痰饮也是同源的。因而，活血对利水有利，而利水则对活血有利，故血水同治。血水同治在《金匮要略》中包括活血并利水、活血促利水、利水促活血三种治则。

1. 活血并利水　对血水互凝致病、痰瘀并重者，需活血化瘀与燥湿化痰、利水并重。

（1）鳖甲煎丸：在《金匮要略·疟病脉证并治》治疗痰浊瘀血所结成疟母的鳖甲煎丸中，既用了大黄、䗪虫、桃仁、牡丹、鼠妇、蜣螂等活血破瘀药，又用了半夏、射干、葶苈、石苇、瞿麦等利水消痰药。其具体治疗方法在《金匮要略·妇人妊娠病脉证并治》中则表现得尤为显著。

（2）当归散、白术散：妇女妊娠，气血津液聚集于下，以化育胎儿，因而容易影响到气血津液的运行而致瘀血水湿为患。仲景针对妊娠养胎明确指出："妇人妊娠，易常服当归散。""妇人养胎，白术散主之"。当归散中当归、川芎为理血药，黄芩、白术为治水药。而关于芍药，《神农本草经》谓之"除血痹""利小便"；《名医别录》谓之"通顺血脉""散恶血，逐贼血""去水气，利膀胱"，可见，芍药具有活血与利水之功。白术散中，白术燥湿，川芎活血。两方均是活血利水并重，体现了仲景血水同治的治疗思想，验之于临床，也是行之有效的。

2. **活血促利水**　仲景继承了《黄帝内经》的治疗思想，并进一步丰富内容，广泛用于水肿病及其他病证的治疗。

（1）蒲灰散：在《金匮要略·消渴小便不利淋病脉证并治》篇治疗小便不利的蒲灰散中，药味"蒲灰"诸注不一，通过文献考证，认为"蒲灰"似"蒲黄"，《药性论》载蒲黄可以"通经脉，止女子崩中不注，主痢血，止鼻衄，治尿血，利水道"。由是观之，"蒲灰散"以活血祛瘀之力，疏利水道瘀浊败质，恢复机体气化功能，使小便通利。程云来曰："滑石、蒲灰，利小便，消滞血药也。"蒲灰为活血化瘀之品，滑石利水功良，且此方在《金匮要略·水气病脉证并治》篇中又主"厥而皮水者"，可见蒲灰活血对于滑石利水通小便有很好的促进作用。

（2）当归贝母苦参丸：《金匮要略·妇人妊娠病脉证并治》中，当归贝母苦参丸以当归活血，助利尿通淋。

（3）茵陈蒿汤、大黄硝石汤：《金匮要略·黄疸病脉证并治》中茵陈蒿汤及大黄硝石汤中均有大黄，《神农本草经》谓：大黄"主下瘀血、血闭"，其清血分瘀热作用对于利湿退黄是有利的。

（4）真武汤：真武汤中的芍药，考证《神农本草经》，其能"除血痹、破坚积、止痛利小便"；《名医别录》谓其"通顺血脉，去水气"；《本草疏正》称之"收阴气"。综合其作用为通血脉和益阴气，而止痛利水正是通血脉作用的结果。真武汤证，表现虽有水，但根本却在心血方面，一则心阳不足，鼓动无力，二则血脉不足，血行不利，要治水必先解决这两个根本问题。附子能振奋心阳，推动血行；芍药能疏通血脉，正是二者的密切配合才能使血液正常运行。现代医学证实真武汤证多数是心衰引起的水肿，治疗的关键是强心，强心就意味着活血，如果单纯利水而不活血，就不能取得良好效果。

（5）五苓散：五苓散中的桂枝，为活血促利水之品。

（6）肾气丸：肾气丸在《金匮要略》中主治虚劳、痰饮等病。后世以之用于水肿病，凡药证合拍者，无不随手奏效。是方熟地黄逐血痹，牡丹皮活血祛瘀，桂枝调和营卫，附子温通血脉，诚如张锡纯曰："肾气丸为补肾之药，实兼为开瘀血之药。"将补肾与活血通络融为一体，其用药之精，妙不可言，且又开治疗水肿病之一法门。

3. **利水促活血**　对于利水以促进活血，《金匮要略·水气病脉证并治》即明言："去水，其经自下。"而具体治疗方法，在《金匮要略·妇人妊娠病脉证并治》篇中尤为明显。

（1）桂枝茯苓丸、赤小豆当归散："癥病"下血，为瘀血停滞、血不归经所致。仲景治之以桂枝茯苓丸，主治瘀血癥痼下血。茯苓在本方中的含义很深，方中茯苓，《神农本草经》谓之"利水便"。《名医别录》谓其主"膈中痰水，水肿淋结"，皆谈其利水之功，而无活血之效。然而却将其用于化瘀消癥的方子中，与活血主药桂枝相提并论于方名，其一说明茯苓在本方中的地位是必不可少的；其二说明活血与利水的关系，目的是活血，但必须借助于利水，活血利水缺一不可；其三示意后人不要轻易去掉茯苓。余如使用具有活血化瘀作用的赤小豆当归散，每次仅服"方寸匕"。若单用当归不过养血而已，但由于配入了利水的赤小豆竟成了活血良剂。可见利水的重要性，实为必不可少。由此，说明利水对活血的促进作用是非常重要的，不可轻废。

（2）当归芍药散："妇人怀妊，腹中㽱痛，当归芍药散主治。"不通则痛，不荣则痛，且妇人以肝为先天，肝为血脏，故妇人腹痛多与血虚血瘀有关，在治疗上当以调理经血为主。《金匮要略·妇人杂病脉证并治》中仲景有言"腹中痛""妇人腹中诸疾痛"，并未明确提出有水证，而治之以当归芍药散。方中当归、川芎活血养血，芍药血水并治。

三、宋元时期

宋元时期的医家重视"火"在血证与水证中的突出地位，如刘完素《素问病机气宜保命集·气宜论》曰："热至，则身热吐下霍乱，痛疽疮疡，瞀昏郁，注下螈，肿胀吐呕，衄血衊血，头痛骨节变肉痛，血溢血泄，淋闭之病生矣"。李东垣在《兰室秘藏·衄血吐血门》中记录了火热破血妄行的病案："一贫者，有前证，以前药投之，愈。继而至冬天，居旷室中，卧大热炕，而吐血数次。再来求治，料此病久虚弱，附脐有形，而有火热在内。上气不足，阳气外虚，当补之阳气，泻其里之虚热，是其法也。冬天居旷室，衣盖单薄，是重虚其阳，表有大寒，壅遏里热，火邪不得舒伸，故血出于口"。朱丹溪则认为血证的病因就是火，《丹溪心法·吐血》曰："吐血，火病也。"

在活血利水法的应用上，宋元时期的医家也多有发挥，如杨士瀛在《仁斋直指方·虚肿方论》中以活血利水法治疗瘀血水肿："气肿者，皮厚四肢瘦削，腹胁胀膨，其或烦躁漱水，迷忘惊狂，呕逆烦闷，皮间有红缕赤痕者，此血肿也。妇人经脉壅闭，败血停腐，尤多见之。"临床中血证与水证同时出现时，宋元时期的医家多以活血利水法同治水血。

四、明清时期

（一）《温病条辨》对血水相关的认识

明清时期温病学派开始兴起，认为温病是感受温热邪毒所致，其病变过程是以伤阴为主，尤其重视阴液与气血的关系，从而创立了卫气营血辨证法，为中医理论的发展又创造了新成果。《温病条辨》是温病学中集大成者之著，为明清医家吴瑭所撰，前后花了六年时间，主要致力于叙述温热邪毒伤阴后调理阴血的方法，正如《温病条辨》杂说篇"汗论"中指出："本论始终以救阴精为主。"该书还附有《杂说》《解产难》《解儿难》等篇，亦多涉及阴血不足。《意园谈医书笔记》亦认为此书提出的治法重在"清润以救阴液"，故本书对水血相关的问题论述颇为详细。《温病条辨》对水血相关的主要论述如下：

1. 从更多具体角度论述了血水相关的病理机制

《温病条辨》杂说篇"汗论"曰："汗也者，合阳气阴精蒸化而出者也……以阳气为运用，以阴精为材料。"因此，汗为人体阳气蒸化津液出于体表而成。《温病条辨》解儿难篇"小儿痉病瘛病共有九大纲论"中指出"汗多亡血"；《温病条辨》解儿难篇"疳疾论"中亦曰："汗多而营血愈虚。"由于水血相生，因此，汗出过多势必耗血。反之，亡血亦可致津液不足。故《温病条辨》解产难篇"产后三大证论三"中指出，产后血虚虽出现筋脉、神志、津液三方面的不同病变，但其"亡血伤津则一"。《温病条辨》治血热的方药中，均配伍生津壮水之品，给我们提示了气分之邪热是通过伤津而渐入于血分的；而邪热入血之后，又进一步导致伤津，亦提示了水血相关的病理关系。

水和血是维持生命活动重要的物质基础，在温病病理发展变化的过程中，当机体水和血耗散时，自可危及生命。《温病条辨》下焦篇三十七条指出，暑邪深入厥阴，"下利血水"，是脾土衰败、肝木乘克、正气虚弱、邪气炽盛的"上下格拒"的危险征象。《温病条辨》上焦篇十一条还进一步指出："太阴温病……若吐粉红血水者死不治。"该书自注云："至粉红血水非血非液，实血与液交迫而出，有燎原之势，化源速绝。"其血为粉红，说明血虚已极，而水亦耗竭，故为"死不治"，并称此乃"温病第一死法"。

2. 进一步发展了血水同治的具体治法

水与血在病理上的密切相关，决定了其治法的相通。《温病条辨》杂说篇"活血论"指出："治水与血之法，间亦有用通者，开支河也。有用塞者，崇堤防也。"因此，《温病条辨》在治水与血的方剂中，有利尿以止血、逐瘀以消水、补气以生津、补气以摄血等法。正因为水与血治法相关，故《温病条辨》下焦篇二十二条用桃花汤既可治里虚之"下利稀水"，又可治其"便脓血"。

《温病条辨》还论述了水血相关的 7 种治法：

（1）血亏忌汗法 《温病条辨》中焦篇七十五条曰："疮家湿疟，忌用发散。"疮系血脉间病。血脉必虚而热，然后生疮。既成疮之后，疮疡流出的脓液又系血液所化。因此，疮家血液本虚，患湿疟后若再发汗必更耗血液，筋脉失去血的濡养势必发痉。从而，提示了血亏兼表证，不可只以发汗，以免汗多更耗其血。

（2）存津济血法　《温病条辨》上焦篇六条曰："太阴风温，但咳，身不甚热，微渴者，辛凉轻剂桑菊饮主之。"该方后云：当其邪"在血分者，去薄荷、苇根"。又该篇四条曰："太阴风温、温热、温疫、冬温……但恶热，不恶寒而渴者，辛凉平剂银翘散主之。"该方后云："衄者，去芥穗、豆豉。"盖温邪袭于血分，或血热，或出血时，即当保存津液以济血。查考荆芥，《神农本草经疏》曰"发汗"；豆豉，《本草拾遗》曰"发汗"；薄荷，《唐本草》曰"发汗"；苇根，《医林纂要探源》曰"渗湿利水"。可见，去其诸药，乃为忌汗、忌尿，以免伤津，正所谓保津以济血也。《温病条辨》上焦篇十六条强调温病发斑者，"禁升麻、柴胡……防风、羌活、白芷、葛根、三春柳"。此乃温邪郁于肌表血分而发斑疹，禁用诸药，亦避汗以伤津燥血矣。

（3）生津凉血法　《温病条辨》上焦篇十条曰："太阴温病，气血两燔者，玉女煎去牛膝，加元参主之。"温热邪气炽于气分，伤津而致血热，"气血两燔"，生津壮水可挫血分之热。方中麦冬，《中药大辞典》曰"生津"；玄参（元参），《中药大辞典》曰"生津"，皆偕石膏、知母以清热生津凉血。《温病条辨》上焦篇四十一条曰："太阴伏暑，舌赤，口渴，汗多，加减生脉散主之。"此邪热入血而津液已伤，方中沙参、麦冬、五味子亦生津滋水以凉血。《温病条辨》上焦篇十六条曰："太阴温病……发斑者，化斑汤主之。"温邪热毒蕴于肺胃，发于阳明肌肉而为斑。化斑汤系白虎汤加玄参、犀角，白虎汤、玄参皆清热生津以凉血。

（4）养血生津法　《温病条辨》上焦篇五十八条曰："诸气膹郁，诸痿喘呕之因于燥者，喻氏清燥救肺汤主之。"燥邪耗伤肺胃津液，致肺气不肃降而气逆上冲，胸中膹满、气喘，治以辛凉甘润之清燥救肺汤。方中在清肺热、养肺胃津液的同时，加入阿胶以补血，旨在补血以生津。当然，津亏之甚亦致血枯，故方后云："血枯加生地。"加生地黄以补血，血充则津沛也。

（5）活血滋汗法　《温病条辨》上焦篇三十九条云："太阴伏暑，舌赤口渴，无汗者，银翘散加生地、牡丹皮、赤芍、麦冬主之。"此暑邪深伏，至秋冬感邪而发的太阴伏暑，乃邪在血分表实证。邪遏血瘀，阻津外泄而为汗。方中生地黄，《神农本草经》曰："逐血痹。"偕牡丹皮、赤芍以活血凉血，血行津畅，更以银翘散透泄而汗解矣。

（6）活血利水法　《温病条辨》解产难"产后瘀血论"曰："……呕逆腹胀，血化为水者，《金匮》下瘀血汤。"产后败血上冲，出现呕吐气逆、腹部胀满，是血化为水之证，方中均系活血化瘀之药。其中，蟅虫，《本草从新》曰"消水肿"；大黄，《药性论》曰"利水肿"，皆活血化瘀以利水之法。

（7）利湿止血法　《温病条辨》上焦篇三十二条曰："暑温寒热，舌白不渴，吐血者，名曰暑瘵，为难治。清络饮加杏仁薏仁滑石汤主之。"此湿热伤于肺络，血出之后，阴分已伤而湿热之邪仍在，故以清络饮清肺络之热，加杏仁、薏苡仁、滑石利湿，湿去络宁，血归其道而吐血止。《温病条辨》下焦篇六十六条曰："久痢带瘀血，肛中气坠，腹中不痛，断下渗湿汤主之。"乃气分湿热袭于血分，血受湿热壅遏，被逼妄行，以致久痢"带瘀血"，治以渗湿止血法。本方樗根皮，《本草备要》曰"治湿热为病"；赤苓，《中药大辞典》曰"行水，利湿热"；猪苓，《中药大辞典》曰"燥土利水"。诸药渗利湿邪，湿去热泄，血亦安其道而便血可止。《温病条辨》中焦篇九十一条曰："滞下红白，舌色灰黄，渴不多饮，小溲不利，滑石藿香汤主之。"此暑湿内伏，三焦气机阻滞，致"小溲不利""滞下红白"。方中滑石、通草、猪苓、茯苓皮亦淡渗利湿，湿邪得去，滞下红白亦止。

尤在泾在《金匮要略心典》中对水血理论进一步阐述："复设问答，以明血分、水分之异。血分者，因血而病水也；水分者，因水而病及血也。"

（二）《血证论》对血水相关的认识

清代唐容川在前辈医家"血水同源、血水相关、血水同治"的大量论述基础上，通过自身的归纳总结认为：水为先天精气所化之阴液，血为后天胃气所化之阴汁，二者"相济相养""相倚而行"，因此著作《血证论》。水血理论在《血证论》基本成熟，此后关于水血的论述多以《血证论》为参考。《血证论》对水血关系的论述主要如下：

1. 提出了血水二者病理上的一致性

《血证论·胎气》曰："血与水皆阴也。水为先天阳气所化之阴液，血为后天胃气所化之阴汁。"《血证论·汗血》又曰水与血"原互根互宅，阴分之血盛，则阳分之水阴自然充达。阳分之水阴足以布护灌濡，则阴分之血愈为和泽。"从而揭示了水血之间"本相济相养"的密切关系，戊与癸合，就充分体现了这一点。癸者，天癸也，乃先天肾中之动气，化生癸水。戊者，中宫戊土也，乃后天水谷之海，化气取汁，变赤为血。当癸水至于胞中，水为阳气所化，阳倡而阴必随之，血者阴也，随冲任两脉输于胞中。血之应水而下，合于癸水，即为《血证论·经血》所论之"戊与癸合"。

唐容川在《血证论》中，明确提出血水二者在病理上的一致性——"水宁则血宁"。意思是水液匮乏则血液匮乏，水分凝滞则血分凝滞，阴液湿寒则血亦不温，水分枯竭则血必燥热。如同《血证论·遗精》中所曰："病血者，未尝不病水；病水者，亦未尝不病血也。"

唐容川认为，吐血的后果是"既伤阴血，又伤水津"。《血证论·阴阳水火气血论》认为血虚"即是水虚"。因此，血证常不离乎水。他指出："若病血而又累及于水，则上而喘欬，外而肿热，下而淋浊。"常见"吐血咳血，必兼痰饮……失血家往往水肿，瘀血化水，亦发水肿""淋秘亦有下鲜血者"。他还阐述了血病及水，其水之为病的临床表现，如《血证论·肿胀》中所曰："水蓄胞中，则为尿结；水淫脾胃，则为胀满；水浸皮肤，则为水肿。"

唐容川洞察到"水虚则精血竭""水不足以濡血，则血燥"的病理变化，指出"阳分之水阴不足，则益伤血之阴"。因此，当"气分之水阴不足，则阳气乘阴而干血……故汗出过多则伤血，下后亡津液则伤血，热结膀胱则下血"。强调凡此乃水病而累血也。

唐容川分析了水血互病的机理。他认为，水即化气，火即化血，水血不偕，气火失调，是二者互病的一大原因。他指出若水虚则火旺伤血，如《血证论·脏腑病机论》曰"水虚，则火不归元……心肾不交，遗精失血""水不济火，则血伤"，若血虚气热则伤津，如《血证论·痰饮》所说"上焦血虚火盛，则炼结津液，凝聚成痰……下焦血虚气热，津液不升，火沸为痰"。《血证论·脉证死生论》说"血伤火灼，肾水枯竭"。若气化太过与不及，亦耗血伤津，如《血证论·经血》所述："气亢则水竭，而血不濡，热证于是乎生矣；气寒则水冷，而血不运，寒证于是乎生矣。"《血证论·脏腑病机论》说："血结亦病水，水结亦病血。"如"热结膀胱，则尿血。尿乃水分之病，而亦干动血分者，以与血室并居，故相连累也。"

在水血并病中，唐容川以水或血病之先后，来判断是水病及血还是血病及水。如吐衄是胞中血分之病，遗精是胞中水分之病。先吐血而后遗精，是血病累及于水；先遗精而后吐血，是水病累及于血。同时，唐容川还以水血是否并病来决定预后。《血证论·淋浊》指出："单病血，不病水者易愈，以水调，则其血虽病，犹有水以濡之也……水病则无以濡血，而血证亦因以难愈矣。"《血证论·汗血》指出："先水肿再吐血者，不治，以水病不可重伤其血也。"

2. 进一步发展了血水同治的具体治法

《血证论》曰"血既变水，即从水治之""水病累血，故治水即是治血"。在血水同治中尤其强调治水，认为治水是治疗血病的必要条件；又因气是通调水道、津液输布的必要条件，因此唐容川提出了"凡调血，先须调水"的血证治水之法。其调水之道，除从水治外，尤当治气。盖"水化于气""病水而即病气"。故"治气即是治水，治水即是治气"。治气者，"或调气中之水以滋血，或调血中之气而利水"。此外，肺脾两脏与气机运行的关系极大，故血证治水又当兼治脾肺。其具体方法如下文所述。总体来说，《血证论》是在治血的基础上，灵活融入治水的方法，以达到血水同治之目的的综合治疗方法。

（1）血水同治止血法

1）滋水止血法：《血证论》指出，吐血症见夜则发热，盗汗梦交，耳鸣不寐，六脉细数扎革者，乃因肾经水虚火旺所致。滋水制火，火不迫血妄行则血自止。故治以滋水止血，以"地黄汤，加蒲黄藕节阿胶五味治之""庶几肾中之水,得以充足"而瘥。

2)化水止血法:肾居下焦,其气下行,水出膀胱。若肾气逆行,反载膀胱之水上行则为痰。故水泛为痰牵动胞血而致咯血,此时若滋水止血,水液转化为血液,血溢经络,自当出血不止;此时应化水止血,以"仲景猪苓汤,化膀胱之水,而兼滋其血,最为合法"。使膀胱之水不泛,自不惹动胞室之血而咯血遂愈。

3)祛痰止血法:《血证论》曰:"痰饮者,水之所聚也。"故血证治水,亦可治痰。痰夹瘀血,阻碍气机;治不祛痰,痰瘀胶结,气滞伤络,血不能止,故当祛痰止血。用"通窍活血汤,加云茯苓、桔梗、杏仁、桑皮、丹皮、尖贝"。"治肺之痰,又是治咯血捷法",可选太平丸、紫菀散、保和汤等涤除肺痰以止血。

4)凉水止血法:血热则行,血冷则凝。吐血由血热妄行所致者,凉水可遏制其血妄行之势,血不循于经外,血当自止。故用凉水止血法。《血证论》曰:"或用急流水,或用井华水,取冷则凝之义。芩连诸药,亦即冷止之义。"

5)补气升水止崩法:崩中虽是血病,而实因气虚也。气陷则水随之泻,水陷则血随之崩,治当升其下陷之水以塞流。因气可化水,亦可升水,故须补气升水以止崩,正如《血证论》中所述:"服补气之药,以升其水,水升则血升矣,补中益气治之。"

(2)血水同治宁血法

1)清气滋水宁血法:太阳经之热不得发越者,必为鼻衄也。而欲治鼻衄者,当以治肺为主,法宜清泻肺经之火以滋水宁血。可用"人参泻肺汤,加荆芥、粉葛、蒲黄、茅根、生地、童便"。

2)滋脾润津宁血法:脾虚不运,不能升达津液,以奉心化血,渗灌诸经。因此,脾经阴虚,津液枯、血不宁所致唾血者,或胃经遗热,气燥津伤,宜滋利脾阴以润燥宁血,以麦冬养荣汤,加蒲黄、阿胶。甲己化土汤,加生地黄、天花粉、人参、寸冬、藕节、侧柏叶、莱菔汁、枳壳。

3)补肺生水宁血法:《血证论》认为,未有吐血不伤肺气,而"肺伤则津液枯竭"。治当补肺气,盖气旺则能生水,肺气宣降,水津四布,水足则血宁而不妄行。故主张"初吐必治肺,已止,尤先要补肺",以补金生水以宁血,用"辛字润肺膏,滋补肺中阴液""清燥救肺汤主之"。

(3)血水同治补血法

1)滋癸补血法:癸乃先天肾中之动气,化生癸水。女子十四,冲任两脉即通,将心火所化之血,转输入胞,与癸水交合,水从血化,是为月信。故妇人血虚,系肾中天癸之水不足者。治当滋天癸之水以生血,"宜左归饮加菟丝、龟板、阿胶、麦冬、五味、苁蓉"。

2)滋水濡血法:"水病则无以濡血,而血证亦因以难愈矣。""血热者,水之不足也。"血分有热者,乃气分之水阴不足以濡血,故令血热。如仅补血以濡,不壮其水,则犹扬汤止沸,缓不济急;如此时补充阴水,既可缓其燥热煎耗血液之势,且水血相生,血得水养而濡。故治当滋水濡血,以"四物汤,加天冬、麦冬、黄芩、花粉、柴胡、阿胶、牛膝等药"。

(4)血水同治活血法

1)逐水活血法:瘀血在经络脏腑之间,如结为癥瘕。如系血中裹水,或血积既久,化为痰水所致者,设囹治其血,不浚其水,未中水遏血瘀之肯綮。故治当逐水活血,宜"大黄甘遂汤,或秘方化气丸"。瘀血流注,和妇人经水不利,瘀血化水,如为肿胀,此水分血分之病也,与杂证水肿有别。故在遵阳水、阴水辨治中,"再加琥珀、三七、当归、川芎、桃奴、蒲黄以兼理其血,斯水与血源流俱治矣";如为血臌,当水血兼治,"五皮饮,加当归、白芍、蒲黄、丹皮、桃仁治之"。又败血干脾,发为水肿,则从水治之,"五苓散,加蒲黄、丹皮以利之"。

2)温水行血法:唐容川指出"血寒者,水不温也"。盖血分有寒者,乃气分之水凝湿滞而不化,故血濡滞不流通也。常见妇人经水后期,色黯淡质清冷,兼小腹绵绵疼痛,遇冷尤甚,此水冷血凝,故治当温水行血,以"四物汤,加茯苓、甘草、桂枝、黑姜、附子等药",或用"吴茱萸、细辛、桂枝、艾叶"。

五、中华人民共和国成立后

中华人民共和国成立后，学者们更加注重水血相关的深层次内涵与内在机制，对活血利水法的研究也更加深入。因水证与血证都是临床上较为常见的病证，因此水血同治理论在临床上的应用十分普遍。水血同治在临床上的应用表现就是活血调血与利水渗湿相结合的方式。随着现代医学知识的普及与科技手段的发展，也有很多研究通过现代医学理论解释水血同治理论，如通过对血液中瘀证指标进行检测，证明活血利水法对血瘀的疗效等。新中国成立后活血利水法在临床的具体应用详见本书第三章。

参 考 文 献

[1]　聂天义.《内经》水血相关论探讨 [J]. 四川中医，1992，(6)：1-2.
[2]　张丽萍.《内经》痰瘀相关理论初探 [J]. 陕西中医函授，1996，(1)：4-6.
[3]　吴仕骧. 浅议活血利水法 [J]. 天津中医，1988，(6)：26-28.
[4]　聂天义. 仲景水血相关论治探讨 [J]. 江西中医药，1989，(5)：51-53.
[5]　杨春昆，朱勤伟，潘清泉，等. "血不利则为水"的机制探讨及临床应用 [J]. 世界中西医结合杂志，2023，18 (2)：213-216.
[6]　汪义明，邓剑雅. "血不利则为水"理论阐发与研究概述 [J]. 成都中医药大学学报，2021，44 (2)：27-30.
[7]　高磊，郑胜，焦静. 从津血同源探讨《金匮要略》血水同治思路 [J]. 吉林中医药，2009，29 (9)：737-738.
[8]　江涛，唐大晅，王玉来.《金匮》活血利水法临证应用及其思考 [J]. 实用中医内科杂志，2004，18 (2)：83-84.
[9]　成诚，张成新，赵翡翠.《金匮》活血利水法探讨 [J]. 新疆中医药，2000，18 (3)：8-9.
[10]　滕历梅，张丽娜.《金匮》血水同病及血水同治浅探 [J]. 实用中医内科杂志，2003，17 (1)：25.
[11]　聂天义.《温病条辨》水血相关证治探讨 [J]. 江西中医药，1995，26 (2)：51-52.
[12]　聂天义. 水血彼相关治水赅治血——唐宗海论血证治水 [J]. 上海中医药杂志，1987，(2)：44-45，48.
[13]　聂天义. 唐容川血证治水法探讨 [J]. 河南中医，1988，(1)：20-21.

第二节　活血利水法的理论形成基础

一、血的概念

（一）生理之血

血，指血液，是循行于脉中而富有营养的红色液态物质，是构成人体与维持人体生命活动的基本物质之一。《灵枢·决气》曰："中焦受气取汁，变化而赤，是谓血。"《灵枢·痈疽》曰："中焦出气如露，上注溪谷，而渗孙脉，津液和调，变化而赤为血，故曰宣明之府也。"《灵枢·营卫生会》："黄帝曰：愿闻中焦之所出。岐伯答曰：中焦亦并胃中，出上焦之后，此所受气者，泌糟粕，蒸津液，化其精微，上注于肺脉乃化而为血，以奉生身，莫贵于此，故独得行于经隧，命曰营气。"提出了血的来源是中焦脾胃化生而来，水亦能生成血，如《灵枢·邪客》曰："营气者，泌其津液，注之于脉，化以为血。"《内伤集要》曰："水入于经，其血乃成。"《妇人大全良方·月水不通方论第六》曰："肠中鸣则月水不来，病本在胃。胃气虚，不能消化水谷，使津液不生血气故也。"《诸病源候论·虚劳不得眠候》曰："荣气者，泌其津液，注之于脉也，化为血，以荣四末，内注五脏六腑，以应刻数焉。"《医林一致》曰："血属水。"

《灵枢·营卫生会》曰："黄帝曰：夫血之与气，异名同类。何谓也？岐伯答曰：营卫者，精气也，血者，神气也，故血之与气，异名同类焉。故夺血者无汗，夺汗者无血，故人生有两死而无两生。"《素问·调经论》曰："人之所有者，血与气耳"，强调了血对于人体的重要性。

目前对生理之血的认识较为统一，如张春月等将血的概念总结为"由具象到抽象，由实体到功能，通过与气结合，盈缺于五脏与脉道，通达全身，对生命活动的正常运转发挥着重要作用"。

（二）病理之血

血周行全身，与各种病理因素交互错杂，因而其病理较为复杂，总的来说主要是血液在血脉中运行不畅或阻塞不通引起的血瘀和血液溢出脉外引起的离经之血。《医学六要》曰："血证有四：曰虚、曰瘀、曰热、曰寒。治法有五：曰补、曰下、曰破、曰凉、曰温。血虚者，其证朝凉暮热，手足心热，皮肤甲错，唇白，女子则月事前后不调，脉细无力，法宜补之。血瘀者，其证在上则烦躁，漱水不欲咽，在下则如狂，谵语，发黄，舌黑，小腹满，小便长，大便黑，法宜下之；女子则经停腹痛，产后小腹胀痛不可按，法宜破之。血热者，其证吐、衄、咳、咯、溺血，午后发热，女子则月事先期而来，脉弦而数，法宜凉之。血寒者，其证麻木痿软，皮肤不泽，手足清冷，心腹怕寒，腹有块痛，得热则止，女子则月事后期而至，脉细而缓，法宜温之。又有吐、衄、便血，久而不止，因血不能附气，失于归经者，当温脾、肾二经。脾虚不统摄者，用姜、附以温中焦；肾虚不归经者，用桂、附以温命门。皆温之之法也。"

血液运行失常出现的病理变化，主要有血瘀和出血，根据寒热属性划分，又可分为血寒与血热，如《杂证汇参·目篇》曰："圣人虽言目得血而能视，然血亦有太过、不及。太过则脉壅塞而发痛，不及则目耗竭而失明。热则血行疾而多，寒则血行迟而少。"

1. 血瘀　是指血液的循行迟缓，流行不畅，甚则血液停滞的病理状态。《黄帝内经》中虽未明确提出"瘀血"，但有许多对血行缓慢、阻塞的论述，如"恶血""衄血""血凝涩"等。血瘀主要表现为血液运行郁滞不畅，或形成瘀积，可以为全身性病变，亦可瘀阻于脏腑、经络、形体、官窍的某一局部，从而产生不同的临床表现。但无论病在何处，均易见疼痛，且痛有定处，甚则局部形成肿块，触之较硬，位置比较固定，如肿块生于腹内，称为"癥积"。另外，唇舌紫暗以及舌有瘀点、瘀斑，皮肤赤丝红缕或青紫，肌肤甲错，面色黧黑等，也是血液瘀滞的征象。导致血瘀的病机，主要有气虚、气滞、痰浊、瘀血、血寒、血热等。

2. 出血　是指血液溢出血脉的病理变化。溢出血脉的血液，称为离经之血。若此离经之血不能及时消散或排出，蓄积于体内，则称为瘀血。瘀血停积体内，又可引起多种病理变化。若突然大量出血，可致气随血脱而引起全身机能衰竭。导致出血的病机，主要有血热、气虚、外伤及瘀血内阻等。

3. 血热　即热入血脉之中，使血行加速，脉络扩张，或迫血妄行而致出血的病理变化。血热多由于热入血分所致，如温邪、疠气入于血分，或其他外感病邪入里化热，伤及血分。另外，情志郁结，五志过极化火，内火炽盛郁于血分，或阴虚火旺，亦可导致血热。

血热病变，血热炽盛，灼伤脉络，迫血妄行，除见一般的热性症状外，还常可引起各种出血，如吐血、衄血、尿血、皮肤斑疹、月经提前量多等。由于血行加速，脉络扩张，可见面红目赤，肤色发红，舌色红绛，脉搏异常等症状。心主血脉而藏神，血热则心神不安，可见心烦，或躁扰不安，甚则出现神昏、谵语、发狂等症。血热的临床表现，以既有热象，又有动血为其特征。

此外，由于血液主要由营气和津液组成，热入血脉不仅可以耗伤营气、津液而致血虚，而且可由热灼津伤，使其失去润泽流动之性，变得浓稠，乃至干涸不能充盈脉道，血液运行不畅而为瘀。

4. 血寒　是指血脉受寒，血流滞缓，乃至停止不行的病理状态。多因外感寒邪，侵犯血分，形成血寒；亦可因阳气失于温煦所致。血寒的临床表现，除见一般的寒性症状外，常见血脉瘀阻而引起的疼痛，和手足、爪甲、皮肤及舌色青紫等表现。若寒凝心脉，心脉血气痹阻，可发生真心痛；寒凝肝脉，肝经血气瘀滞，可见胁下、少腹、阴部冷痛，或妇女痛经、闭经等。寒阻肌肤血脉，则见冻伤等症。寒瘀互结酿毒于内，可生癥积。总之，随寒邪阻滞血分的不同部位，而见不同的临床表现。

二、水的概念

（一）生理之水

水，泛指津液或水液，在不同的条件下可有不同的内涵，广义来说，是机体一切正常水液的总称，在生理条件下是指维持人体生命活动的物质，可布散全身，包括血液、胃液、泪液、唾液、脑髓等。

（二）病理之水

水代谢是一个复杂的生理过程，必须由多个脏腑的相互协调才能维持正常，诸如肺气的宣发和肃降，脾气的运化转输，肾气的蒸化，三焦的通调，以及肝气的疏泄都参与其中。关于病理之水的来源，对水肿病理《素问·水热穴论》曰："肾者，胃之关也，关门不利，故聚水而从其类也。"水的代谢失常会引起水肿、水饮、痰湿等病理产物。

水液的输布和排泄是水代谢中的两个重要环节。二者虽有不同，但其结果都能导致水液在体内不正常的停滞，成为内生水湿痰饮等病理产物的根本原因。

水液的输布障碍，是指水液得不到正常的转输和布散，导致水液在体内环流迟缓或在体内某一局部发生滞留。因而水液不化，可致水湿内生，酿痰成饮。引起水液输布障碍的原因很多，如肺失宣发和肃降，水液不得正常布散；脾失健运，可致水饮不化；肝失疏泄，气机不畅，气滞水停；三焦的水道不利，不仅直接影响水液的环流，而且影响水液的排泄。凡此均致水液输布障碍而生痰饮水湿之患。上述多种成因中脾气的运化功能障碍具有特殊意义。因脾主运化，不仅对水液的输布起重要作用，而且在水液的生成方面起主导作用。脾失健运不但使水液的输布障碍，而且水液不化，变生痰湿为患。故《素问·至真要大论》曰："诸湿肿满，皆属于脾。"

水液的排泄障碍，主要是指水液转化为汗液和尿液的功能减退，而致水液潴留体内，外溢于肌肤而为水肿。水液化为汗液，有赖肺气的宣发功能；水液化为尿液，有赖肾气的蒸化功能。肺和肾的功能减弱，虽然均可引起水液潴留，发为水肿，但肾气的蒸化作用失常则起着主导作用。这是因为，肾阳肾阴为五脏阴阳之本，能推动和调节各脏腑的输布和排泄水液的机能，而且水液主要是通过尿液而排泄的。

水液的输布障碍和排泄障碍，常相互影响，互为因果，导致湿浊困阻、痰饮凝聚、水液潴留等多种病变。

1. 湿浊困阻　多因脾运失常，水液不能转输布散，聚为湿浊。湿性重浊黏滞，易于阻遏中焦气机，而见胸闷、脘痞、呕恶、腹胀、便溏、苔腻等症。

2. 痰饮凝聚　多因脾、肺等脏腑机能失调，水液停而为饮，饮凝成痰。痰随气升降，无处不到，病及脏腑经络，滞留于机体的不同部位而有多种的病理变化。饮停之部位比较局限，如停于胸胁的"悬饮"、饮留于胸膈的"支饮"等。

3. 水液潴留　多由肺、脾、肾、肝等脏腑机能失调，气不行水，水液代谢障碍，潴留于肌肤或体内，发为水肿或腹水。正如《景岳全书·肿胀》所曰："盖水为至阴，故其本在肾；水化于气，故其标在肺；水惟畏土，故其制在脾。今肺虚则气不化精而化水，脾虚则土不制水而反克，肾虚则水无所主而妄行，水不归经则逆而上泛，故传入于脾而肌肉浮肿。"

现代医学理论认为水肿形成的病理生理有以下几点：

（1）毛细血管内压力增加：由于毛细血管内压力的增加，使渗入间质的液体不能平衡地被毛细血管回吸收而导致水肿，临床上见于充血性心力衰竭、肝硬化、门静脉高压、补液量过多、静脉栓塞及肿块压迫浅表脉壁等。

（2）血浆胶体渗透压降低：肾营养不良、肾病综合征及肝硬化等原因引起血浆蛋白含量减低时，血浆胶体渗透压亦随之降低，同时有利于组织间液的生成，而不利于其回吸收，则引起水肿。

（3）毛细血管通透性增高：当毛细血管壁通透性增高，血浆蛋白则随体液漏出毛细血管外，并可从微静脉壁渗出，导致毛细血管内外液的胶体渗透压梯度改变，使毛细血管静脉端和微静脉内液体的胶体渗透压降低，而组织液胶体渗透压增高，故有利于液体滤出而不利于回吸收，从而发生水肿。

（4）淋巴回流受阻：当淋巴管发生阻塞时，引起淋巴回流阻碍，使含有蛋白质的淋巴液聚集于组织间隙中，从而导致水肿。另外，淋巴管阻塞可使毛细血管内压力增高，更有利于组织液生成而引起水肿。

（5）钠、水异常潴留：钠、水潴留常是引起水肿的主要因素，主要原因是肾脏排钠、排水减少。常见于：①肾小球滤过钠、水量的减少，如急性肾小球肾炎时渗出物的阻塞与内皮细胞肿胀，慢性肾小球肾炎时大量肾单位破坏，滤过面积的减少，均能降低肾小球滤过率。另外，由于肝硬化等因素使全身有效循环量减少而使肾血流量减少，交感神经兴奋性增高而引起肾血管收缩，导致继发性肾小球滤过率下降。②肾小球对钠、水的重吸收增加：当有效循环减少，使醛固酮分泌增多，肾小管对钠的重吸收增加，尿、钠排出减少；同时由于有效循环血量减少，肾血流量灌注不足致肾素-血管紧张素-醛固酮系统（RAAS）活性增高，使肾血管收缩并引起肾血流重新分配，导致皮质内血流减少而髓质血流增多，髓质血流的增加又引起钠的重吸收增加，从而引起钠水潴留。

三、活血利水法的形成

生理上的血与水是构成人体的基本物质，是维持人体生命活动的能量来源，二者的来源一致，均来自于水谷精微的化生，因此唐容川在《血证论·胎气》中曰："血与水皆阴也。水为先天阳气所化之阴液，血为后天胃气所化之阴汁。"从调节与维持水血正常生理功能的角度出发，针对临床上水血互结或血瘀水停病证而提出的治疗方法，称为活血利水法，其本质是水血的生理相关性（即水血同源），内涵是水血病理上相互影响（即水血互累）。

（一）水与血相关的理论依据

历代医家均有对水血相关的理论阐述，如《素问·调经论》曰："孙络水溢，则经有留血。"《灵枢·营卫生会》曰："夺血者无汗，夺汗者无血，二者不可得兼，故出太阳证者，必先自汗，后得血证；出血证者，必先得汗，后方成太阳。"《素问·调经论》曰："夫经络者，血脉也。器者，津液也。血者，气之余，津液者，气之精。精气流行，经络不绝，则营卫和调，谓之平。若经有所闭塞，津液不行，则为痹。血气蓄积，则为瘕。瘕痹并作，则为癥瘕。"《三因极一病证方论·失血叙论》曰："夫血犹水也，水由地中行，百川皆理，则无壅决之虞；血之周流于人身荣经府俞，外不为四气所伤，内不为七情所郁，自然顺适。"日本学者村井椿《药征续编》曰："水血本无二，血是指瘀血，血室谓其分位，义属想象臆度，今不取焉。夫水血若有二，则仲景何其不谓水与血当下乎？今谓其血当下者，是水血无二之谓也，医者其思诸。"《医碥》曰："血即水也，儿在胎中，气血已具，气血亦先天所生。"又曰："血特水中之赤者耳，不可以概其余，故血虽即水，而不足尽水。"因此，水与血也有一些区别。血为水中之赤，就概念范围来说，水的范围更大。《伤寒论浅注补正》中认为水与血异名同类："盖血之与汗，异名同类，不得汗必得血，不从汗解而从衄解。"对于水与血的病理相关性，认为"若发汗则津液竭于外，而血动于内，干于胞中，必患便血。"《资生集》中认为水入于经则为血："脾气化液入心而变为血，即水入于经，其血乃生之意。"《本草述》中描述了水与血的关系，血乃水所化："盖血原从水化也。"

（二）水与血的生理病理相关性

1. 生理方面　《灵枢·痈疽》曰："肠胃受谷……中焦出气如露，上注溪谷，而渗孙脉，津液和调，变化而赤为血。"《灵枢·营卫生会》亦曰："人受气于谷，谷入于胃……中焦亦并胃中，出上焦之后，此所受气者，泌糟粕，蒸津液，化其精微上注于肺脉，乃化而为血。"上述经文说明水与血均来源于饮食水谷精微，化生于后天脾胃，故有"津血同源"之说。同时，水与血又互为生成之源。《灵枢·邪客》曰："营气者，泌其津液，注之于脉，化以为血。"说明营气分泌的津液，渗注到经脉之中，便化为血液。血液循经流行，在一定的条件下，血液中的部分水液成分可渗出于脉外，与脉外的津液化合在一起，成为津液的一部分，如"汗者，血之液"之说即属此类。水和血都有滋润和濡养的作用，故在功能上也是相关的。《难经·二十二难》曰："血主濡之。"《灵枢·本脏》曰："血和……则筋骨劲强，关节清利矣。"《灵枢·决气》说："腠理发泄，汗出溱溱，是谓津……谷入气满，淖泽注于骨，骨属屈伸，泄泽，补益脑髓，皮肤润泽，是谓液。"同时，血中的津液渗出脉外，与脉外的津液合为一体，从而起到濡泽皮肤肌腠等作用；脉外的津液渗入脉中，加入血液运行，起着充盈和滑利血脉的作用。津液在维持血液容量方面起到重要作用。

水和血的生理关系，为历代医家所阐发。水与血有相似之处，二者皆为阴津，如清代沈金鳌《杂病源流犀烛（二）》曰："阳者，气也、火也、神也。阴者，血也、水也、精也。阴阳和平，是为常候。"又如《金匮玉函经二注》曰："水血同类，阴也。"

金代李东垣指出"血与水本不相离"，就像"阴与阳原无间隔"一样。元代朱丹溪在论述肉桂功用时指出其"味辛属肺"，能"生水行血"；明代李时珍则进一步指出肉桂能"引血化汗"。肉桂这种水血的双相调节功能，从另一个侧面论证了水血相关。明代缪希雍认为："水属阴，血亦属阴，以类相从。"《景岳全书》认为，水赖血液以行，指出"血流灌溉一身，无所不及，津液得以通行"。清代医家从本草学角度对水血相关的研究更趋活跃、深刻。《本草述》曰：心主血，火降气通，则"血和而水源畅也"。《本草求真》通过在诸血之中加入三七的实验，观察到"血化为水"的现象。《本草述钩元》曰："盖血即真阴之化醇，其化和而水之自畅。"《本经疏证》曰："盖气血皆源于脾，以是知血与水同源而异派。"《本草思辨录》在论述"发为血之余"时，强调"血者水之类"。清代周学海在《读医随笔》中曰："夫人身之血，如胭脂然，有色有质，可粉可淖。人血亦可粉可淖也。其淖者津液为之合和也。"血犹舟也，津液水也，水津充沛，舟才能行，说明血的正常运行需津液的运载；反之，血亦涵津，血循环不止，有利于津液的调节运行。清代唐容川《血证论》更指出："血与水皆阴也，水为先天阴气所化之阴液，血为后天胃气所化之阴汁。"又曰："血得气之变蒸，变化而为水。""水为血之倡，气行则水行，水行则血行。"均阐述了水与血二者之间在生理上相互倚伏、互相维系的密切关系。

在循行方面，"血与水，上下内外，皆相济而行"。在上焦，由于肺主水道，心主血脉，二者可以说"并域而居"；在下焦，血海又与膀胱"同居一地"；在体表，汗出于皮毛，血在经脉循行，二者"相倚而行"。故唐容川概括水血关系为"一阴一阳，互相维系"。此生理基础决定了水血相互影响、相互为病。

水与血具有相似的生理功能，都具有濡润的作用，都随着气机的升降而输布全身，如《灵枢·决气》曰："腠理发泄，汗出溱溱，是谓津……谷入气满，淖泽注于骨，骨属屈伸，泄泽，补益脑髓，皮肤润泽，是谓液。"血液虽然运行在脉管中，但可随气的推动而外达于肌肤，内充于脏腑，对五脏六腑、四肢百骸起到滋养作用。

血能滋养水，如《灵枢·邪客》曰："营气者，泌其津液，注之于脉，化以为血。"当行于脉外的津液不足时，行于脉内的血中之津液亦会渗于脉外，补充津液亏耗。如《证治准绳·杂病·七窍门上·目》曰："大概目圆而长，外有坚壳数重，中有清脆，内包黑稠神膏一函，膏外则白稠神水，水以滋膏，水外则皆血，血以滋水，膏中一点黑莹是也。"又曰："血养水，水养膏。"

水能化血，如《本草述钩元·卷三土部》曰："夫水属黑色，而火化之精微者仍归于黑，似有归其所始之义。故先哲多用百草霜、釜底墨治诸血证。盖血原从水化，而水之能化血者，又真火成之也。其病于血者，真水不足而邪火有余也。兹味治血，取其由水而化血，又由血而归水，故能疗血之病于火者。又凡见血者，敷之即止，即不必血之病于火者而皆治之。总由水火合化之元，更取水火转化之气，原非用于止涩。由水火转化之气，更取水火蜕化之妙，亦且用之益虚。故无寒热而从主剂以奏效，握枢机以转关。推之所治各证，莫不皆然。会心人当自得之，不必沾沾于火化从治夫热也。"

2. 病理方面　水血的病理关系大致有3种，一是瘀血阻滞脉道，脉道不通，血溢脉外，积而为水，如《素问·调经论》曰"孙络水溢，则经有留血"，又如《诸病源候论》曰"经脉闭塞故水溢于皮肤，而令水肿也"，又如《诸病源候论》中关于水肿乃"三焦不泻，经脉闭涩，故水气溢于皮肤，而令肿也"；水癥病机为"由经脉闭塞，水气停于腹内"；水瘕病机为"由经脉闭塞，水气停于心下"；不难看出：其水肿、水癥、水瘕均由于"经脉闭塞"而致。二是瘀血作为病理产物阻滞在脉道之外的组织、脏腑，影响脏腑气机与水液代谢，水液不能正常输布，聚而为水肿，如《诸病源候论》曰："血水相并，津液壅涩，脾胃衰弱者，水气流溢，变为水肿。"又如《血证论》曰："瘀血流注，亦发肿胀者，乃血变为水。"三是污血死血损伤脉管，脉管闭塞，损伤脏腑功能，水液输布不能，引发水肿，或"败血""瘀血"直接化为水，以明代张景岳和清代唐容川为代表。张景岳在《景岳全书·肿胀》中提出："水肿以精血皆为水，多属虚败，治宜温脾补肾，此正法也。"此意为脏腑虚败，精血则化为水。清代唐容川在

《血证论》中提出："瘀血化水，亦发水肿，是血病兼水也。""血积既久，亦能化为痰水。"明示了瘀血化水的观点。从现代医学的角度来看，血瘀于经脉中，水也必然瘀积于脉中，以致经脉胀满，水向脉外的渗透性增强，水渗出脉外，形成水肿，《医部全录·肿胀门》曰："水气盈溢，气脉闭塞，渗透经络，发为浮肿。"

《灵枢·营卫生会》曰："夺血者无汗，夺汗者无血。"揭示了血竭津枯、水枯血虚的相关病理。水枯血燥，主要指水液亏乏枯竭，导致血燥虚热内生或血燥生风的病理变化。水液是血液的重要组成部分，水血又同源于后天的水谷精微，若因高热伤水，或烧伤引起水液损耗，或阴虚痨热，水液暗耗，均会导致水枯血燥，见心烦、鼻咽干燥、肌肉消瘦、皮肤干燥，或肌肤甲错、皮肤瘙痒或皮屑过多、舌红少津等临床表现。《素问·调经论》曰："孙络水溢，则经有留血。"《灵枢·百病始生》曰："温气不行，凝血蕴里而不散，津液涩渗，着而不去，而积皆成矣。"《黄帝内经》的这些论述，奠定了水遏血瘀、血滞水停、水血搏结的病机理论，对后世产生了深远的影响。《金匮要略》所曰"经为血，血不利则为水"，指出了血与水的病理因果关系。水亏血瘀，主要指水液耗损导致血行瘀滞不畅的病理变化。水液充足是保持血脉充盈，血行通畅的重要条件。若因高热、烧伤，或吐泻、大汗等因素，致使水液大量亏耗，则血量减少，血液循行涩滞不畅，从而发生血瘀之病变。临床表现中，除见原有水液不足的表现外，还出现舌质紫绛，或有瘀点、瘀斑，或见斑疹显露等症。《读医随笔·卷三》曰："去血犹舟也，水液水也。""水液为火灼竭，则血行愈滞。"此即说明了热灼水亏导致血瘀的机理。

水与血易互结而为病，如《金匮要略·妇人杂病脉证并治二十二》："妇人少腹满如敦状，小便微难而不渴，生后者，此为水与血俱结在血室也，大黄甘遂汤主之。"

《脉经》曰"经水前断，后病水，名曰血分……先病水，后经水断，名曰水分"，提出了水血并病先后辨证的关键。《圣济总录》认为"经血壅闭则水饮不化"，可致妊娠子肿。《仁斋直指方》曰"下焦蓄血，与虚劳内损，则便尿自遗而不知"，揭示了下焦瘀血与二便的病理关系。《严氏济生方》曰"血热生疮，变为肿满"，指出了疮毒内攻，煎熬血液成瘀，终致水行不畅导致水肿。元代朱丹溪指出小便不通可出于"血虚"；金代李东垣认为"不渴而小便不利者，热在下焦血分"；《神农本草经疏》说"血蓄膀胱，则水道不通"，论述了血虚、血热、血瘀均可引起小便不通。《本草逢原》针对《神农本草经》谓丹参治心腹邪气肠鸣幽幽如走水等症，指出此"皆瘀血内滞而化为水之候"。大便溏泄，《医林改错》曰"不知总提上有瘀血，卧则将津门挡严，水不能由津门出，由幽门入小肠，与粪合成一处，粪稀溏，故清晨三五次""用膈下逐瘀汤逐总提上之瘀血，血活津门无挡，水出泻止"。此说法虽欠妥，但所论瘀血致水液偏渗肠间作泻则为临床所有。臌胀，清代石寿堂《医原》曰"盖肝郁则热，热则燥，燥则血不流通而结，血结则不独血滞于中，即水饮亦无由吸摄，不能循其常道，下输膀胱，故蛊胀多水"；《医门法律》曰"胀病亦不外水裹、气结、血瘀"；《张氏医通》指出"血薄血浊能致水"。水血相关，不仅表现为前述血病及水，还可表现水病及血。《医碥》曰"先病血结而水随蓄者"，亦"有先病水肿而血随败者"。《重订广温热论·清凉法》认为，"因伏火郁蒸血液"，使血中津液耗竭，"血被煎熬而成瘀"。《读医随笔》指出"津液为火灼竭，则血行愈滞"。

唐容川《血证论》则根据"血积既久，其水乃成""水虚则精血竭"的病理基础，强调了"血病而不离乎水""水病而不离乎血"的病理关系。并明确指出"病血者，未尝不病水；病水者，亦未尝不病血也""失血家往往水肿，瘀血化水，亦发水肿，是血病而兼水也"，较之历代医家所论尤为全面而中肯。《血证论》中反复论述了水病可致血病与血病可致水病的病因病机，主要包括津水不足可致血虚、出血，痰水可致出血；血虚致水虚、水肿、痰水、汗出、小便不利；瘀血致水肿、痰饮、脓水、汗出及小便不利等方面，李艳彦等人总结如下：

（1）水不足可致血虚：《血证论·阴阳水火气血论》指出，"气分之水阴不足，则阳气乘阴而干血"，指过汗、误下伤津可致血虚。《血证论·脏腑病机论》强调脾胃津液在血生成方面的重要作用，脾阴足则滋生万物，长养脏腑，胃阴足则受纳腐食。若脾胃阴伤，不能输布运化腐熟水谷，气血生化无源可致血虚，正如《血证论·脏腑病机论》所云："脾阳虚则不能统血，脾阴虚又不能滋生血脉。"同时肾主水，肾水不足可致精血虚少，如《血证论·脏腑病机论》指出，肾为先天，主藏精，若水足则精血多，若水虚则精血亏。故《血证论·经闭》指出，若肾水消耗太过，不能到达胞中引动冲脉之血而导致经闭。

（2）水不足可致出血：《血证论·脏腑病机论》指出，水虚可致出血，主要与肺脾肾三脏之阴密切相关。若肺津不足，失于濡养则燥气内生，肝木失制而火旺，木火刑金可致吐血、咳血等病变发生；又如《血证论·咳血》中指出肺津受伤，则阴虚火动，伤及肺金，使肺失于肃降，气机上逆动血而致咳血。《血证论》中特别强调脾阴在血证中有重要作用，若脾阴不足，亦可影响其统血之能而致出血。其在《血证论·唾血》中指出，脾主思虑，思虑过度可伤及脾阴，脾阴不足致失其统血之能而致血不安宁之唾血。《血证论》中还指出，若肾水不足，可使火不归元而致失血，如《血证论·脏腑病机论》提出，肾为水脏，水中含有阳气，可化生元气。肾水足则火藏水中，肾水虚则火不归元而致心肾不能相交之遗精失血。

（3）痰水可致出血：《血证论》指出"痰之原，血之本"，论述了因痰而致出血的病机，创新性地提出咯血是由于肾不化气所致。如《血证论·咯血》指出，肾不化气，膀胱之水不下行反而上逆聚而为痰，引动胞中之血而致咯血。

（4）血虚可致水虚：《血证论》指出，血为阴，血虚则虚热内生伤及津水，故血虚可致水之不足，如《血证论·阴阳水火气血论》直接指出，血为阴，血虚就是水虚。《血证论·吐血》中谈到去血过多，阴无有不虚者。其在《血证论·发渴》中解释血虚而渴之病机为血少则气多阳亢，阴不足以濡养所致，故欲饮水以补津止渴。若伤血则伤阴，故而可导致水虚，如在《血证论·疮血》中指出，刀伤失血过多，伤及阴血，可见心烦、发热、口渴等阴虚表现。

（5）血虚可致水肿：唐容川认为，"失血家往往水肿气肿"，其在《血证论·肿胀》中解释为水与血并行不悖，血病可累及于水，失血使水蓄胞中而为尿结，水滞脾胃而为胀满，水浸皮肤导致水肿等病变发生。

（6）血虚可致痰饮：唐容川反复论述"失血诸人，无不兼痰饮者"，认为血虚生痰与肺、脾、肾、肝密切相关。《血证论·痰饮》指出，痰饮是水聚而成，水不留则无饮邪，津液布散则不凝结为痰。又在《血证论·咳嗽》中指出，如果血虚则血不养气致水虚，水虚则肺津不润致肺血不足，肺金被火克而失其制节，气机上逆，水津不能四布而凝结为痰。若失血家，心脾或肝之血不足，亦可成痰成饮；《血证论·咳嗽》有肝经血虚，风火太盛，激动水饮上冲于肺致倚息不得卧之述；《血证论·咳血》谈到失血家因血虚而阳亢生火，炼津为痰。

《血证论》中亦有血虚致汗出、小便不利之说。血不足则气有余，可蒸发其水而致汗出。同时也指出，若血不足，睡中使气无所归亦可气泄而致汗出；血虚可累及于气，不能气化可致水蓄胞中，而致小便不利；血虚影响肺之通调水道，可致小便不利。

（7）瘀血可致水肿：《血证论》中有多处论及瘀血致肿的内容，是血从水化之故。血止之后，其经脉中已动之血不能复还，故道而成瘀，如果流注四肢则为肿痛；刀伤及跌打后瘀血亦可从水而化为肿。其他还有血臌、瘀血流注、妇人经水闭绝等血从水化之肿症的论述。

（8）瘀血可致痰饮：因瘀血影响痰之祛除，阻碍肺气宣降而致喘息咳逆之症；血瘀可阻气道，使气机壅塞为咳，气即是水，水壅而成痰饮，痰瘀内阻于肺之气道，卧则瘀血翻转，肺叶开张而使得倚息不得卧；血积日久化为痰水，与气胶结为癥。

（9）瘀血化为脓水：《血证论·便脓》认为，血之运依气而行，气行而血不瘀，否则血与气结为气所蒸则化而成脓；《血证论·瘀血》亦指出，瘀血在经络脏腑之间，与气相争，被蒸化腐而变为脓；《血证论·疮血》提到，刀伤之瘀凝聚不散，为气蒸腐而化为脓水；《血证论·便脓》中有上中下焦之瘀血若不及时排出，可蒸腐成脓而便脓血的记载。

其他还涉及瘀血致津不输布、致汗出、致小便不利的内容，如《血证论·瘀血》中论及瘀血阻气之通行，使不能载水上行，水津不布，故而发渴，并在《血证论·发渴》中以胞中瘀血阻气之上升而使水津不能上承出现口渴作为支持。《血证论·出汗》中指出，中焦内应四肢，若胃中有瘀血可致火热郁结中焦，迫津外泄而致手足汗出。《血证论·经闭》中涉及瘀血内结下焦，影响膀胱气化致小便不利等证。

现代研究表明，瘀血的形成不单为血液循环的障碍，同时也是水液代谢的障碍。因此在讨论瘀血时，绝不能忽视水的动态，血与水之间具有微妙关系。另有研究证实，肝硬化患者腹水组与无腹水组都反映了瘀血的血液流变学变化，且腹水组的红细胞电泳时间、血沉及血沉方程 K 值的异常变化都较无腹水组严重。从而提示在整个病程中，瘀血在先，瘀血发展到一定程度，才能演变为水肿。可见在病理上水病可以影响到血病，血病亦可以影响到水病，从而为水血同治提供了病理依据。

水与血在病理上还与气的功能密切相关，水与血通过肌体的气化而相互影响、相互制约，血瘀会阻滞气机，导致水肿，其病理关系主要如下：

（1）气能化津，气滞津停，津能载气，津停气阻：津液的输布与排泄是肌体气化运动的结果，水湿痰饮的形成是肌体气化失常的反映。即所谓："气能化水，气能行水，气行则水行，气滞则水停。"另一方面，由于某种原因而致津液代谢障碍、水湿潴留，则气的升降出入运动亦随之不利。随着水湿停积的部位不同，气机阻滞也有不同的特点：饮停于肺，肺气壅滞，宣降失职，可见胸满咳嗽，喘促不能平卧；水气凌心，阻遏心气，心阳被抑，则可见心悸、心痛；水饮停滞中焦、阻遏脾胃气机，可致清气不升，浊气不降而见头昏困倦，脘腹胀满，纳化呆滞等。

（2）气为血之帅，气滞则血瘀，血为气之母，血瘀则气阻：血在脉管内运行不休，环周不止，全赖于气的温煦推动，"血得温而行，得寒而凝""气主煦之"为血液运行的原动力。心气的推动，肺气的宣发布散，肝气疏泄条达，是其重要条件。若气虚，则推动无力；若气滞，则血行不利、迟缓阻滞而成血瘀。另一方面，气要通行全身必须依赖于血的运载和血的流畅。"血为气之母，血至气亦至"，没有血液的正常运行，气就会郁滞不行。所以，临床上气滞与血瘀常同时并存，胀满疼痛与瘀斑及癥瘕积聚相伴出现。

（3）水瘀同源，互为因果：水湿痰饮和血瘀的形成与发展，均与气机阻滞、气化失司密切相关。水湿痰饮与血瘀之间，也常通过气化异常而相互影响。痰病可致瘀证的发生，血瘀可致水肿的形成。水肿的形成常有血瘀病机的参与，血瘀则气阻，气滞则津停，气不化津而致水湿痰饮的形成。正如唐容川所曰："瘀血化水，亦发水肿，是血瘀而兼水。"《杂病广要》在论述水种的形成机制时也认为："有痰裹污血，以致营卫不从，逆于肉里。"血瘀病机在水肿的形成过程中起重要作用。"脉为血府"，因此，水滞血阻时，必然有血脉体征变化。如水肿病之"颈脉动"，臌胀病之"腹筋起"等。现代医学认为，心、肝、肾性水肿，其基本病理之一就是血液循环障碍。血液成分的变化，特别是流动状态的改变，其最终结果可导致水液代谢异常、水肿病的发生，这与中医对水湿痰饮形成机制的认识是一致的。

宋红莉也认为气是水与血联系的纽带，故气推动血水在脉中正常循环，若气的功能出现异常，则血和水的代谢亦出现异常。清代何梦瑶在《医碥·肿胀》中曰："气水血三者，病常相因，有先病气滞而后血结者，有先病血结而后气滞者，有先病水肿而血随败者。"清代吴澄在《不居上集·痰证扼要经旨》中曰："唯不善调摄，脏腑不和平，阴阳多乖错，则气血凝滞为痰为饮。"若气机不畅，则血行不畅，津液不布，致使瘀血内停，脉络瘀滞，水积脉中而外渗，水气停聚或泛溢为患，即"血不利则为水"。气虚或气滞引起气机不畅，产生的血郁或瘀滞而致水停。究其实质，是因脏腑气机失调，致蓄水与瘀血相互影响，形成水肿病中水与血互为因果的恶性病理循环，从而更加重肿势。

总之，血虚水亏、水匮血竭、瘀能阻水、水可致瘀、瘀水搏结、水血互戕，此水血相关病理在临床是屡见不鲜的。既然水与血相关是以气为枢纽，那么，水血相关病理亦与气滞、气虚，特别是阳气虚衰休戚相关。阳气虚衰，既可引起血脉瘀滞而致瘀血，亦因无力输布运行水湿而致水停；瘀可阻水，水阻瘀甚，终致瘀水互结，或痹阻经络，或阻碍脏腑功能，诸证悉起。在脏腑病变中亦常衍变为水血相关病机。凡心主血，而"血不利则为水"；肝藏血，主疏泄而司小便；脾统血，主运化水湿；肾为水脏，主藏精，而精血互生，肾又主二阴，故五脏病变常可出现血瘀水停诸证。由于水在病理过程中，常可衍变为饮、痰、湿等病理产物；而血在病理中多表现为各种出血证以及血虚、血瘀、血热、血寒等。治疗痰、饮、湿的中药多有治疗血分病证的作用，而治疗血分病证的中药又多兼有治疗饮、痰、湿的作用，足见水血相关病机十分复杂。

（三）水血同治

由于水血在生理、病理上的密切关系，因而对血病及水或水病及血之证，古代医家提出了水病可治血、血病可疗水的水血同治原则。如《素问·汤液醪醴论》对水气病提出了"开鬼门，洁净府，去菀陈莝"的治疗大法。《灵枢·小针解》对此指出，"菀陈则除之者，去血脉也"。可见，"去菀陈莝"除攻逐水邪外，尚包括祛除郁结于体内的"瘀血"。《黄帝内经》的有关治则，为历代医家水血相关治法之滥觞。张仲景《伤寒杂病论》中制定了养血利水、活血利水、逐瘀除湿、下血逐水、逐瘀攻水等10多种水血相关治法，同时还创立了许多水血并治的方剂，如治疗"水与血俱结在血室"的大黄甘遂汤，方中用大黄破瘀，甘遂逐水，宗《黄帝内经》"留者攻之""去菀陈莝"之旨意，开临床水血同治之先河，为后世所推崇。

唐代孙思邈则首创活血利水法，在《备急千金要方》中提到用丹参、鬼箭羽配合五苓散治疗血病水肿，对活血利水法的中药进行了详细的描述。自此以后，《太平惠民和剂局方》治热淋用五淋散，《三因极一病证方论》治气淋用沉香散，刘河间治水肿水胀用舟车丸，《证治准绳》治鼓胀用调营散等，皆遵循水血同治的原则。唐容川对血病及水或水病及血之证更是强调水血同治，指出"凡调血，必先调水"。他认为其病"皆水与血不和之故……但就水血二者立法，可以通一毕万矣"，并提出了保津秘血法、滋水止血法、化水止血法、祛痰止血法、凉水止血法、滋水止血法、逐水活血法、温水行血法、滋水濡血法、补气升水止崩法、清气滋水宁血法、滋脾润津宁血法、补肺生水宁血法等血证治水十三法，因而大大丰富和发展了血证治水的方法。

活血利水法适用于因瘀血内结，血行不利所导致的水肿病。后世医家谙熟其理、精于斯法者，于临证时衍化推广，多有发挥。现录数则略示之。妇科方面：蒋示吉《医宗说约》："有血分证，妇人先经水断绝，而后四肢肿满，小便不通，此血瘀水道，以通经为主，宜小调经散（琥珀、没药、当归、桂心、白芍、细辛、射香为末，生姜汁黄酒调服）。"《产宝百问》曰："产后四肢浮肿，由败血乘虚停积，循经流入四肢，留淫日深，腐坏如水，故令面黄，四肢浮肿……服小调经散。"此皆因血行不利所致水肿，若单纯投以利水之品，其效不著，必须治以活血化瘀之法，血行则肿消。

《傅青主女科》曰："引精止血汤：此方用参、术以补气，用地、萸以补精，精气既旺，则血管流通；加入茯苓、车前以利水与窍，水利则血管亦利；又加黄柏为引，直入血管之中，而引风精于血管之外；芥穗引败血出于血管之内；黑姜以止血管之口。"又曰："理气散瘀汤：用红花、黑姜以活血，血活则晕可除也；用茯苓以利水，水利则血易归经也。"《资生集》曰："王子亨曰：亦月水不来，所以尔者，津液耗减故也。但益津液，其经自下。此言血枯，当益津液。"

陈修园《金匮要略浅注》载有用泽兰治疗蔡本谦水肿垂死复生验案。此因泽兰"通九窍，利关节，破宿血，消癥瘕，消扑损瘀血，其走血分，故能治水肿"。《医学衷中参西录》记载了用活血化瘀方药治疗"血臌"的经验。已故名老中医赵锡武治疗慢性充血性心力衰竭时认为："水和血有密切关系，水肿病人在直接利水不效的时候，根据病情加用活血药，往往收到较好效果。"上海中医药大学王玉润教授通过对肾小球肾炎水肿的治疗，体会到"温肾汤药和活血养血药一起使用，复发机会较少"。早在1987年严桂珍就提出针对水血为病，在具体用药时，宜注意选用具活血、利水双重功效的药物，如《景岳全书》所指的"血涩者，宜利之，以牛膝……益母草……之属"。

从广义而言，"水""饮""湿"同类，所以活血利水法在"痰饮"与"湿病"中也有应用的机会。《血证论》曰："盖人身气道，不可有壅滞，内有瘀血则阻碍气道，不得升降，是以壅而为咳，气壅即水壅，气即是水故也，水壅即为痰饮。""痰水之壅，由瘀血使然，但祛瘀血则痰水自消，宜代抵当丸（大黄、莪术、甲珠、桃仁、红花、当归、牛膝、牡丹皮、夜明砂）加云茯苓、法半夏。轻则用血府逐瘀汤加葶苈、苏子。"唐容川此论，实为活血利水法的引申发挥，扩大了其运用范围。《湿热经纬·薛生白湿热病篇》三十四条载用土鳖虫、鳖甲、穿山甲、僵蚕、柴胡、桃仁治疗湿热证。这是薛生白针对暑热之邪伤人，病久不解，出现"气钝血滞""脉络凝瘀""心主阻遏，灵气不通"的病理，投以"破滞除瘀"之品，使络脉通则邪亦得解，湿热证方有向愈之机。

《说文·广部》曰："瘀，积血也。""凝血""血栓"似属瘀血范围内的病理改变。山西中医研究所采用活血化瘀、清热解毒的益肾汤（当归、赤芍、川芎、红花、丹参、桃仁、益母草、金银花、白茅根、板蓝根、紫花地丁）治疗慢性肾炎。动物试验表明，益肾汤能"提高输尿管炎模型狗的酚红排泄率，这可能是因活血化瘀药能解除平滑肌痉挛、扩张血管、增加血流量"。这些微观研究，对进一步揭示活血利水法的机制，有所启悟。

近年来，基于水血相关理论，运用活血利水为基本方法，随症变化论治急重症、疑难病等日趋活跃，如治疗风湿性心脏病、肺源性心脏病、流行性出血热并发弥散性血管内凝血（DIC）、急性肝功能衰竭、肝昏迷、出血性脑卒中、高血压脑病等，均取得了较好的效果。可见古今医者对水血同治已有了较深刻的认识，并在临床上已广泛加以运用。

水证治血的科学性，也被现代药理学研究所证实。临床常用的化痰降浊方药，均与其活血化瘀、通利血脉以消除水肿的药理机制分不开，如《直指方》中的桂苓汤，《医门法律》中的调荣饮等方，与现代研究活血化瘀具有扩张血管、改善血液黏度、增加血流量的机理完全一致。大量化痰利水典型中药的研究，都得出类似结论。如化痰软坚的海藻，能够降低血液黏度，降低血脂，促进血管壁上类脂质贴着形成的病理产物和炎性渗出物的吸收。又如传统化痰良药贝母，能够抑制气管、支气管的腺体分泌，使痰液减少，同时，对血液流变性异常，有良好的调节作用。如贝母中的有效成分贝母宁，其作用与阿托品类似，能解除血管痉挛，疏通气血，改善微循环等。总之，津与血从生理到病理都有着千丝万缕的联系，故水肿为患，治当兼用活血以利水。

活血利水法被广泛应用于临床各科疾病的诊治，如脑水肿、腹水、心源性水肿、黄斑水肿等病，虽然活血利水法在水血相关疾病中的应用非常广泛，但在临床应用时要依病机而定，对于如阳虚、气虚、气滞、血少、邪结等导致血不利的，应在去除血不利病因的基础上予以活血利水法治疗。

但我们通过查阅中华民国以前的眼科专著及其他综合性医籍中的眼科部分，未见有关眼科疾病采用活血利水法治疗的理论论述。同时分析中华民国以前如《银海精微》《外台秘要》《太平圣惠方》《原机启微》《秘传眼科龙木论》《证治准绳》《国医百家简明眼科学》《眼科易知录》《景岳全书》《审视瑶函》《秘传眼科七十二证全书》《一草亭目科全书》《异授眼科》《眼科百问》《眼科秘传》《医宗金鉴·眼科心法要诀》《目经大成》《目科正宗》《银海指南》《眼科集成》《目科捷径》《眼科锦囊》《眼科金镜》《眼科切要》《秘传眼科纂要》《孙真人眼科秘诀》《眼科阐微》《眼科家传》《眼科奇书》《不空和尚目医三种》《东垣十书》《外科正宗》《刘河间医学六书》《儒门事亲》《太平惠民和剂局方》等70余本医籍中眼科方剂5800余首（不含药味相同的重复方剂），未见一方能体现活血利水的治法。中华人民共和国成立后至20世纪90年代前出版的眼科书籍及1988年以前在学术期刊上发表的学术论文也未曾有人明确提出用活血利水法治疗眼科疾病。我们在上世纪九十年代初，在国内首次提出眼科水血同治的理论，将眼科活血利水法运用于眼外伤、眼部出血性疾病、黄斑水肿、眼病围手术期、糖尿病性视网膜病变、青光眼、视网膜脱离、中心性浆液性脉络膜视网膜病变等疾病的治疗，取得了明显的临床疗效，并开展了用活血利水法治疗这些眼科疾病的机制研究和相关基础实验研究。

参考文献

[1] 张春月，烟建华. 血概念的中西医比较及其跨文化交流初探 [J]. 中医药学报，2006，(6)：1-3，68.

[2] 闫军堂. "水血同病"的历史考察及"燕京刘氏伤寒学派"对水血病证的辨治规律研究 [D]. 北京中医药大学，2018.

[3] 贺承丽，龙涛，罗勇. 关于"血不利则为水"的概述 [J]. 职业与健康，2006，(6)：460-461.

[4] 李艳彦，梁琦. 《血证论》水血相因思想初探 [J]. 中医杂志，2015，56 (9)：731-733.

［5］　薛雨芳，李振波."血不利则为水"初探［J］.浙江中医学院学报，1997，（2）：46-47.

［6］　李景德.日本研究活血化瘀的动态［J］.国外医学·中医中药分册，1986，8（2）：15-17.

［7］　周端，吴圣农，马贵同."瘀可致水"理论的研究［J］.中国医药学报，1989，4（1）：8-10.

［8］　薛雨芳，李振波."血不利则为水"探讨［J］.河北中医药学报，1998，（2）：8-9.

［9］　宋红莉."血不利则为水"宜"气血水"同治［J］.中国民间疗法，2020，28（12）：21-23.

［10］　聂天义.仲景水血相关论治探讨［J］.江西中医药，1989，（5）：51-52.

［11］　聂天义.唐容川血证治水法探讨［J］.河南中医，1986，（1）：20-21.

［12］　严桂珍.论"血不利则为水"［J］.福建中医药，1987，（5）：19-20.

［13］　彭清华.眼科活血利水法的基础研究［J］.湖南中医药大学学报，2009，29（5）：14-18.

［14］　彭清华.眼科活血利水法的研究［M］.北京：中国中医药出版社，2018：1-17.

［15］　薛雨芳，李振波."血不利则为水"探讨［J］.河北中医药学报，1998，（2）：8-9.

第二章　活血利水法的常用方药

第一节　活血利水法常用药物

一、活血化瘀药

凡以通利血脉、促进血行、消散瘀血为主要功效，常用以治疗瘀血证的药物，称活血化瘀药，也称活血祛瘀药。本类药大多味辛性偏温，归入心与肝经。辛能散能行，温则可以行血，故具通行血脉、消散瘀血等作用。本类药物多具辛味，部分动物、昆虫类药物多味咸，主入血分，以归心、肝两经为主。辛散行滞，行血活血，能使血脉通畅，瘀滞消散。故此用于主治疼痛、肿块、癥积、肌肤甲错、舌质暗紫或有瘀斑、脉细涩等血流不畅或局部有瘀血停滞的病证。近代研究表明，本类药具有扩张血管、加速血流、改善微循环、增加组织营养、软化结缔组织等活血化瘀的作用，该类药物适用于内、外、妇、儿、伤等各科瘀血阻滞之证，如内科的胸、腹、头痛，痛如针刺，痛有定处，体内的癥瘕积聚，中风不遂，肢体麻木以及关节痹痛；伤科的跌扑损伤，瘀肿疼痛；外科的疮疡肿痛；妇科的月经不调、经闭、痛经、产后腹痛等。活血化瘀药行散走窜，易耗血动血，应注意防其破泄太过，做到化瘀而不伤正；同时，不宜用于妇女月经过多以及其他出血证而无瘀血者，对于孕妇尤当慎用或忌用。

川　芎

本品为伞形科多年生草本植物川芎的干燥根茎。味辛，性温，归肝、胆、心包经。用量为3～10 g，入煎剂或入丸散。

【功效】活血行气，祛风止痛。

【应用】

1. 血瘀气滞，胸痹心痛，胸胁刺痛，跌扑肿痛，月经不调，经闭痛经，癥瘕腹痛　本品辛温，归入肝、胆、心包经，温通血脉，既能活血祛瘀，又能行气通滞，为"血中气药"（《本草汇言》），功善止痛，为治气滞血瘀诸痛证之要药。

2. 头痛　本品升散，《本草汇言》谓其能"上行头目"，可活血行气止痛，又长于祛风止痛，为治头痛之要药。

3. 风湿痹痛　本品辛散温通，能"旁通络脉"，具有祛风通络止痛之功。

【文献选录】

1.《名医别录》"除脑中冷动，面上游风去来，目泪出，多涕唾。"

2.《珍珠囊》"其用有四：为少阳引经，一也；诸经头痛，二也；助清阳之气，三也；去湿气在头，四也。"

3.《本草汇言》"上行头目，下润经水，中开郁结，血中气药。常与当归助使，非第治血有功，而治气亦神验也。凡散寒湿，去风气，明目疾，解头风，除胁痛，养胎前，益产后，又癥瘕结聚，血闭不行，痛痒疮疡，痈疽寒热，脚弱痿痹，肿痛却步，并能治之。"

【现代研究】本品含挥发油、生物碱、酚性成分、内酯类有机酸等。在其生物碱中含有川芎嗪，能扩张血管、增加冠状动脉流量、降低心肌氧耗量、改善微循环、降低血小板聚集、预防实验性血栓形成。川芎煎剂对中枢神经系统有镇静作用，水浸剂则有降低动物血压等作用。川芎能使孕兔的离体子宫收缩加强，大剂量则转为抑制。体外试验还表明，川芎对大肠埃希菌、志贺菌属、变形杆菌、铜绿假单胞菌、伤寒沙门菌、副伤寒沙门菌以及某些致病性真菌有抑制作用。

丹 参

本品为唇形科多年生草本植物丹参的干燥根及根茎。味苦，性微寒，归入心、肝经。用量为9～15 g，入煎剂或入丸散。不宜与藜芦同用。

【功效】活血祛瘀，通经止痛，清心除烦，凉血消痈。

【应用】

1. 瘀血阻滞之月经不调，痛经经闭，产后腹痛　本品苦泄，归心、肝经，主入血分，功善活血化瘀，调经止痛，祛瘀生新，为治血行不畅、瘀血阻滞之经产病的要药，《本草纲目》谓其能"破宿血，补新血"。

2. 血瘀胸痹心痛，脘腹胁痛，癥瘕积聚，跌打损伤，热痹疼痛　本品苦泄，可入心经，善行，能活血化瘀，凉血止痛。

3. 疮痈肿痛　本品性苦寒，入血分，能凉血活血，又能散瘀消痈，可用于热毒瘀阻所致的疮痈肿痛。

4. 心烦不眠　用于心神不安，头昏失眠，视瞻昏渺。常与柏子仁、酸枣仁等药配伍。

【文献选录】

1.《名医别录》"养血，去心腹痼疾结气，腰脊强，脚痹；除风邪留热，久服利人。"

2.《日华子诸家本草》"养神定志，通利关脉，治冷热劳，骨节疼痛，四肢不遂；排脓止痛，生肌长肉；破宿血，补新生血；安生胎，落死胎；止血崩带下，调妇人经脉不匀，血邪心烦；恶疮疥癣，瘿赘肿毒，丹毒；头痛，赤眼；热温狂闷。"

3.《滇南本草》"补心定志，安神宁心。治健忘怔忡，惊悸不寐。"

【现代研究】本品含黄酮类物质（丹参酮甲、乙、丙）及维生素 E 等。动物实验表明，丹参注射液能扩张冠状动脉，增加冠状动脉血流量，并有使心跳减慢、心脏收缩力加强及抑制血小板凝集等作用。还有镇静、降血压、降血糖等作用。丹参酒精浸剂在试管内对金黄色葡萄球菌、结核分枝杆菌、大肠埃希菌、霍乱弧菌及某些致病性真菌有抑制作用。

桃 仁

本品为蔷薇科植物桃或仙桃的干燥成熟种子。味苦甘，性平，归心、肝与大肠经。用量为5～10 g，多入煎剂。

【功效】活血祛瘀，润肠通便，止咳平喘。

【应用】

1. 瘀血阻滞之经闭痛经，产后腹痛，癥瘕痞块，跌扑损伤　本品味苦通泄，入心肝血分，善泄血滞，祛瘀力强，为治疗多种瘀血阻滞病症的要药。

2. 润肠通便　本品入大肠经，用于津枯便秘，对于既要活血化瘀又要润肠通便的病证，更为相宜。常与火麻仁、决明子等药配伍。

3. 止咳平喘　本品味苦，可泄肺气，能止咳平喘，常与苦杏仁合用。

【文献选录】

1.《秘传眼科七十二症全书》"散血行血，去滞生新血，亦破血、活血。"

2.《本草经疏》"夫血者阴也，有形者也，周流夫一身者也，一有凝滞则为癥瘕、瘀血血闭，或妇人月水不通，或击扑损伤积血，及心下宿血坚痛，皆从足厥阴受病，以其为藏血之脏也。桃核仁苦能泄滞，辛能散结，甘温通行而缓肝，故主如上等证也。"

【现代研究】本品含苦杏仁苷、挥发油、脂肪油及苦杏仁酶等。桃仁的醇提取物有抗血凝作用及较弱的溶血作用。桃仁脂肪油能润滑肠黏膜而易于排便。

红　花

本品为菊科2年生草本植物红花的干燥花。味辛，性温，归心与肝经。用量为3～9 g，入煎剂或丸散。

【功效】活血通经，散瘀止痛。

【应用】

1. 瘀血阻滞之经闭，痛经，恶露不行　本品入心、肝血分，秉辛散温通之性，活血祛瘀、通经止痛之力强，是妇科瘀血阻滞之经产病的常用药。

2. 瘀滞腹痛，胸痹心痛，胸胁刺痛，癥瘕痞块　本品能活血祛瘀，通经止痛，善治瘀阻心腹胁痛。

3. 跌扑损伤，疮疡肿痛　本品善于通利血脉，消肿止痛，为治跌打损伤、瘀滞肿痛之要药。

【文献选录】

1.《秘传眼科七十二症全书》"除恶血，散血，行血。"

2.《本草纲目》"活血，润燥，止痛，散肿，通经。"

3.《本草汇言》"红花，破血、行血、和血、调血之药也。"

【现代研究】本品含红花黄色素、红花苷及脂肪油等。动物实验表明，其煎剂对子宫有兴奋作用，对麻醉动物有降低血压、抑制心脏、减慢心率等作用。其水提取液对麻醉狗冠脉血流量有一定程度的促进作用。口服红花油有降低胆固醇的作用。

乳　香

本品为橄榄科植物卡氏乳香树及其同属植物皮部渗出的油胶树脂。味辛苦，性微温，归心、肝、脾经。用量为3～10 g。

【功效】活血止痛，消肿生肌。

【应用】

1. 跌打损伤，痈肿疮疡　本品辛香走窜，苦泄温通，入心、肝经，既能行气通滞，散瘀止痛，又能活血消痈，祛腐生肌，为外伤科要药。

2. 气滞血瘀，胸痹心痛，胃脘疼痛，痛经经闭，产后瘀阻，癥瘕腹痛，风湿痹痛，筋脉拘挛　本品辛散通泄，既入血分，又入气分，能行血中气滞，宣通脏腑气血，透达经络，长于止痛，可用于血瘀气滞之诸痛证，《珍珠囊》谓其能"定诸经之痛"。

【文献选录】

1.《珍珠囊》"定诸经之痛。"

2.《本草纲目》"消痈疽诸毒，托里护心，活血定痛，伸筋，治妇人难产，折伤。"

【现代研究】本品含树脂、树胶、挥发油及苦味质等。本品有较显著的镇痛作用。以乳香为首味药的子宫丸比多种抗生素有更强烈的抑菌作用，且能有效地杀灭滴虫。

没　药

本品为橄榄科植物没药树或其同属植物茎干皮部渗出的油胶树脂。味苦，性平，归肝与心经。用量为 3～10 g，多入煎剂。

【功效】散瘀止痛，消肿生肌。

【应用】没药的功效主治与乳香相似，常与乳香相须为用，治疗跌打损伤、瘀滞疼痛，痈疽肿痛，疮疡溃后久不收口以及多种瘀滞痛证。但没药偏于行气、伸筋，多用于治疗痹证。

【文献选录】

1.《开宝本草》"主破血止痛。疗杖疮、诸恶疮、痔漏卒然下血，目中翳晕痛肤赤。"

2.《本草经疏》"水属阴，血亦属阴，以类相从，故能入血分，散瘀血，治血热诸疮及卒然下血证也。肝经血热，则目为赤痛，肤翳，散肝经之血热，则目病除矣。"

【现代研究】本品含树脂、挥发油、树胶等。其水浸剂在试管内对堇色毛癣菌、同心性毛癣菌、许兰毛癣菌等多种致病真菌有不同程度的抑制作用。含油树脂部分能降低雄兔高脂血症的胆固醇含量，并能防止斑块形成，也能减轻家兔体重。

三　棱

本品为黑三棱科植物黑三棱的干燥块茎。味辛苦，性平，归入肝与脾经。用量为 3～10 g，入煎剂或入丸散。

【功效】破血行气，消积止痛。

【应用】

1. 癥瘕痞块，瘀血经闭，胸痹心痛　本品辛散苦泄温通，入血分，善于破血行气，散瘀消癥，消积止痛，适用于气滞血瘀、食积日久所致癥瘕结块。

2. 食积气滞，脘腹胀痛　本品辛散苦泄，能行气止痛，消食化积，可用于食积气滞，脘腹胀痛。

【文献选录】

1.《开宝本草》"主老癖癥瘕结块。"

2.《本草纲目》"能破气散结，故能治诸病，其功可近于香附而力峻，故难久服。"

3.《本草经疏》"三棱，从血药则治血，从气药则治气。""老癖癥瘕积聚结块，未有不由血瘀、气结、食滞所致。苦能泄而辛能散，甘能和而入脾，血属阴而有形，此所以能治一切凝结停滞有形之坚积也。"

【现代研究】本品含挥发油，对癌细胞有抑制作用。

莪　术

本品为姜科多年生草本植物蓬莪术、广西莪术或温郁金的干燥根茎。味辛苦，性温，归肝与脾经。用量为 6～10 g，入煎剂或入丸散。

【功效】破血行气，消积止痛。

【应用】

1. 癥瘕痞块，瘀血经闭，胸痹心痛　本品辛散苦泄温通，入血分，较三棱而言长于行气，行气化瘀，消积止痛，与三棱合用，适用于气滞血瘀、食积日久所致癥瘕结块。

2. 食积气滞，脘腹胀痛　本品辛散苦泄，行气力强，消食化积，可用于食积气滞，脘腹胀痛。

【文献选录】

1.《日华子本草》"治一切气，开胃消食，通月经，消瘀血，止扑损痛，下血及内损恶血。"

2.《图经本草》"今医家治积聚诸气，为最要之药，与荆三棱同用之良。"

3.《本草纲目》"郁金入心，专治血分之病；姜黄入脾，兼治血中之气；蓬莪术入肝，治气中之血，稍为不同。"

【现代研究】本品含挥发油，油中主要成分为倍半萜烯类。口服及腹腔注射莪术注射液，对小鼠肉瘤有抑制作用。在试管内对金黄色葡萄球菌、β－溶血性链球菌、大肠埃希菌、伤寒沙门菌、霍乱弧菌有抑制作用。

毛冬青

本品为冬青科常绿灌木毛冬青的根或茎叶。味辛苦，性寒，归心、肝、肺经。用量为10～30 g，多入煎剂。

【功效】活血通脉，清热解毒。

【应用】

1. 胸痹心痛　本品归心、肝、肺经，入血分，其味辛，发散作用强，可活血通脉，治疗心脉闭阻所致胸痹证。

2. 风热感冒，肺热喘咳　本品苦寒，善于清热解毒，可散风热，可治疗风热之邪引起的感冒、咳喘。

【文献选录】

1.《广西中草药》"清热解毒，消肿止痛，利小便。"

2.《新编中医学概要》"活血通脉，治血栓闭塞性脉管炎、冠心病、脑血管意外所致的偏瘫。"

【现代研究】本品含多种黄酮类、酚性成分、甾醇、氨基酸、糖类、鞣质、三萜成分。动物实验表明，毛冬青能扩张冠状动脉，使血流量增加、耗氧量降低，并能扩张外周血管，降低血压，还有镇咳祛痰的作用。另外，对金黄色葡萄球菌、变形杆菌、福氏志贺菌、铜绿假单胞菌，也有抑制作用。

郁　　金

本品为姜科植物温郁金、姜黄、广西莪术或蓬莪术的干燥块根。味辛苦，性寒，归肝、心、肺经。用量为3～10 g，多入煎剂。

【功效】活血止痛，行气解郁，清心凉血，利胆退黄。

【应用】

1. 气滞血瘀，胸胁刺痛，胸痹心痛，月经不调，经闭痛经，乳房胀痛　本品辛散苦泄，既能活血祛瘀以止痛，又能疏肝行气以解郁，善治气滞血瘀所引起的疼痛。

2. 热病神昏，癫痫发狂　本品苦寒，归心肝经，能清心解郁开窍。

3. 血热吐衄，妇女倒经　本品性寒苦泄，辛散解郁，清降火热，解郁顺气，凉血止血，善治肝郁化热、迫血妄行之吐血衄血，妇女倒经。

4. 肝胆湿热，黄疸尿赤，胆胀胁痛　本品苦寒清泄，入肝胆经，能疏肝利胆，清利湿热，可用于治疗肝胆病。

【文献选录】

1.《本草衍义补遗》"治郁遏不能散。"

2.《本草备要》"行气解郁，泄血，破瘀，凉心热，散肝郁，治妇人经脉逆行。"

3.《本草汇言》"其性轻扬，能散郁滞，顺逆气，上达高巅，善行下焦，心肺肝胃气血火痰郁遏不行者最验，故治胸胃膈痛，两胁胀满，肚腹攻疼，饮食不思等证。"

【现代研究】本品含挥发油、淀粉、脂肪油等。动物实验发现能减轻家兔或大白鼠主动脉或冠状动脉内膜斑块形成及脂质沉积，但不能降低胆固醇含量。其水浸剂在试管内对多种致病真菌有抑制作用。

水 蛭

本品为水蛭科动物蚂蟥、水蛭或柳叶蚂蟥的干燥体。味咸苦，性平，有毒，归肝经。用量为1～3 g；煎服。碾为末冲服或装入胶囊吞服，每次0.5～1 g，或入丸剂。

【功效】破血通经，逐瘀消癥。

【应用】

1. 血瘀经闭，癥瘕痞块　本品咸苦入血通泄，善走窜，破血逐瘀力强，常用于瘀滞重症。

2. 中风偏瘫，跌打损伤，瘀滞心腹疼痛　本品有破血逐瘀，通经活络之功，又常用于中风偏瘫，跌打损伤，瘀滞心腹疼痛。

【文献选录】

1.《神农本草经》"主逐恶血、瘀血、月闭，破血瘕积聚，无子，利水道。"

2.《名医别录》"坠胎。"

【现代研究】本品含水蛭素、肝素、抗血栓素等。水蛭素不受热或乙醇之破坏，能阻止凝血酶对纤维蛋白原的作用，阻碍血液凝固。水蛭还可分泌一种组胺样物质，因而可扩张毛细血管，增加出血，20 mL水蛭素可阻止100 g人血凝固。

鸡血藤

本品为豆科植物密花豆的干燥藤茎。味苦甘，性温，归入肝与肾经。用量为9～15 g，入煎剂或入丸散。

【功效】活血补血，调经止痛，舒筋活络。

【应用】

1. 月经不调，痛经，闭经　本品苦泄甘缓，性质和缓，甘温补血，又能活血，为妇科调经要药，凡妇人血瘀及血虚之月经病均可应用。

2. 风湿痹痛，肢体麻木，血虚萎黄　本品既能活血通络止痛，又能养血荣筋，为治疗经脉不畅、络脉不和病证的常用药。

【文献选录】

1.《纲目拾遗》"活血，暖腰膝，已风瘫。"

2.《饮片新参》"去瘀血，生新血，流利经脉。"

【现代研究】本品含鸡血藤醇。动物实验表明，丰城鸡血藤酊剂对甲醛性"关节炎"有显著疗效。大鼠腹腔注射酊剂有镇静催眠作用；犬静脉注射相当于生药4.25 g/kg时中毒死亡。本品煎剂可促进肾脏及子宫的总磷代谢，还能促进水及氯化物的排泄。密花豆的干燥根煎剂对蟾蜍心脏有抑制作用，可使麻醉犬血压下降，对离体兔耳血管却有收缩作用。

益母草

本品为唇形科一年生或二年生草本植物益母草的干燥地上部分。味苦辛，性微寒，归肝与心包经。用量为9～30 g，多入煎剂。

【功效】活血调经，利尿消肿，清热解毒。

【应用】

1. 瘀滞月经不调，痛经经闭，恶露不尽　本品辛散苦泄，入血分，功善活血调经，祛瘀通经，为妇科经产病的要药。

2. 水肿尿少　本品既能利水消肿，又能活血化瘀，尤宜于水瘀互结的水肿。

3. 跌打损伤，疮痈肿毒　本品辛散苦泄，性寒清热，既能活血散瘀以止痛，又能清热解毒以消肿。

【文献选录】

1.《本草衍义》"治产前产后诸疾，行血养血；难产作膏服。"

2.《本草纲目》"活血，破血，调经，解毒。"

3.《本草汇言》"益母草，行血养血，行血而不伤新血，养血而不滞瘀血，诚为血家之圣药也。"

【现代研究】本品含多种生物碱、苯甲酸、多量氯化钾、月桂酸、亚麻酸等。动物实验表明，本品能兴奋子宫，加强收缩，利于子宫产后复原。

白茅根

本品为禾本科多年生草本植物白茅的干燥根茎。味甘，性寒。归肺、胃、膀胱经。用量为 9～30 g，鲜品为 30～60 g。

【功效】凉血止血，清热利尿。

【应用】

1. 血热咳血，吐血，衄血，尿血　本品甘寒入血分，能清血分之热而凉血止血，可用治多种血热出血之证，可单用，或配伍其他凉血止血药。

2. 热病烦渴，肺热咳嗽，胃热呕吐　本品甘寒，善清肺胃之热，降泄火逆。既能清胃热而止呕，又能清肺热而止咳。

3. 湿热黄疸，水肿尿少，热淋涩痛　本品入膀胱经，能清热利尿以除湿退黄、消退水肿、通淋。

【文献选录】

1.《滇南本草》"止吐血，衄血，治血淋，利小便，止妇人崩漏下血。"

2.《本草纲目》"白茅根，甘能除伏热，利小便，故能止诸血、哕逆、喘急、消渴，治黄疸水肿，乃良物也。"

3.《医学衷中参西录》"白茅根必用鲜者，其效方著。"

【现代研究】本品含大量钾盐及茅根苷、木蜜糖、果糖、葡萄糖、柠檬酸、草酸、甘露醇等，有利尿作用，并能缩短出血时间，增强凝血作用，降低毛细血管通透性。

牡丹皮

本品为毛茛科植物牡丹的干燥根皮。味苦、辛，微寒。归心、肝、肾经。用量 6～12 g，煎服或入丸散。

【功效】清热凉血，活血化瘀。

【应用】

1. 热入营血，温毒发斑，血热吐衄　本品苦寒，入心肝经，亦入血分，善于清解营血分实热。

2. 温邪伤阴，阴虚发热，夜热早凉，无汗骨蒸　本品性味苦辛寒，入血分而善于清透阴分伏热，为治无汗骨蒸之要药。

3. 血滞经闭痛经，跌扑伤痛　本品辛行苦泄，有活血祛瘀之功。

4. 痈肿疮毒　本品苦寒，善于清热凉血，散瘀消痈。

【文献选录】

1.《神农本草经》"主寒热，中风瘛疭、痉、惊痫邪气，除癥坚瘀血留舍肠胃，安五脏，疗痈疮。"

2.《药性论》"治冷气，散诸痛，治女子经脉不通，血沥腰疼。"

3.《滇南本草》"破血，行（血），消癥瘕之疾，除血分之热。"

4.《秘传眼科七十二症全书》"散血，行血，凉血，治骨蒸无汗。"

5.《珍珠囊》"治无汗之骨蒸，衄血，吐血。"

6.《本草纲目》"和血，生血，凉血。治血中伏火，除烦热。"

【现代研究】本品主要含牡丹酚、牡丹酚苷、芍药苷等。牡丹皮具有增强吞噬细胞功能、增强体液免疫、降低补体活性、降低迟发超敏反应、抗炎等作用，可增加冠脉血流量、减少心输出量、降低左心室作功量；对实验性心肌缺血有明显保护作用，并且持续时间较长，同时可降低心肌耗氧量。体外实验表明，牡丹皮煎剂对枯草杆菌、大肠埃希菌、伤寒沙门菌、副伤寒沙门菌、变形杆菌、铜绿假单胞菌、金黄色葡萄球菌、溶血性链球菌、肺炎球菌、霍乱弧菌等均有较强的抑制作用；牡丹叶煎剂对志贺菌属、铜绿假单胞菌和金黄色葡萄球菌有显著的抗菌作用，其有效成分为没食子酸。体外对人血小板实验发现，牡丹皮水提物及芍药酚均能抑制血小板花生四烯酸产生血栓素 A_2，进而抑制血小板聚集，这是本品抑制了花生四烯酸至前列腺 H_2 的环氧化酶反应的结果。牡丹皮及其所含的丹皮酚、芍药苷对肾上腺素所致的脂细胞脂肪分解有抑制作用；牡丹皮水提物能促进脂细胞中的葡萄糖转化为脂肪，而且还能明显增强胰岛素对葡萄糖转化为脂肪的促进作用。除此之外，本品对子宫颈癌细胞也有抑制作用。丹皮酚对苯并芘在肝微粒体中的代谢有一定抑制作用，并有抗早孕、利尿作用。

赤　芍

本品为毛茛科植物赤芍的干燥根。味苦，性微寒，归肝经。生赤芍以清热凉血力胜。炒赤芍活血止痛而不伤中，可用于瘀滞疼痛。酒赤芍活血散瘀。用量5～15 g，多入煎服或入丸散。不宜与藜芦同用。

【功效】清热凉血，散瘀止痛。

【应用】

1. 热入营血，温毒发斑，血热吐衄　本品苦寒，入肝经血分，善于清泻肝火，泄血分郁热。

2. 目赤肿痛，痈肿疮疡　本品苦寒，入肝经而清肝火，若配伍荆芥、薄荷、黄芩等药，可用于治疗肝经风热目赤肿痛、羞明多眵。

3. 肝郁胁痛，经闭痛经，癥瘕腹痛，跌扑损伤　本品苦寒，入肝经血分，有活血化瘀止痛之功。

【文献选录】

1.《神农本草经》"芍药，味苦平。主邪气腹痛，除血痹、破坚积寒热疝瘕、止痛……生川谷。"

2.《名医别录》"通顺血脉，缓中，散恶血，逐贼血，去水气，利膀胱大小肠，消痈肿，时行寒热，中恶腹痛，腰痛。"

3.《日华子本草》"治风补劳，主女人一切病并产前后诸疾，通月水，退热除烦，益气，天行热疾，瘟瘴惊狂，妇人血运，及肠风泻血；痔瘘、发背、疮疥，头痛，明目，目赤，胬肉。"

4.《开宝本草》"别本注云，利小便，下气。"

5.《滇南本草》"泻脾火，降气，行血，破瘀，散血块，止腹痛，退血热，攻痈疮，治疥癞。"

6.《本草备要》"尤能泻肝火，散恶血，治腹痛坚积，血痹疝瘕，经闭肠风，痈肿目赤……能行血中之滞。"

7.《本草经疏》"肝开窍于目，目赤者肝热也。酸寒能凉肝，故治目赤。"

【现代研究】本品主要含有芍药苷、氧化芍药苷、苯甲酰芍药苷、芍药苷无酮等单萜苷类及没食子酰葡萄糖、丹皮酚等多元酚类化合物。芍药苷对不同佐剂诱发的关节炎有显著的抑制作用，并能改善IgE复合体诱异的过敏炎症反应；芍药苷有解热镇痛、镇静等作用；丹皮酚等多元酚类具有抗血小板聚集、抗血栓形成、抗心肌缺血、改善微循环等作用。此外，还具有保肝护肝、抗胃溃疡、调节免疫、抗氧化、抗肿瘤、抗抑郁、保护神经细胞、改善学习记忆等作用。

五灵脂

本品为鼯鼠科动物复齿鼯鼠的干燥粪便。味咸辛，性温，归肝经，善入血分。用量为3～10 g，布包入煎。不与人参同用。

【功效】活血止痛，化瘀止血。

【应用】

1. 瘀血阻滞诸痛证　本品苦泄温通，专入肝经血分，功善活血化瘀止痛，为治疗瘀滞疼痛之要药。

2. 瘀滞出血证　本品炒用，既能活血，又能止血，可用于瘀血内阻、血不归经之出血。

【文献选录】

1.《本草衍义》"五灵脂行经血有功，不能生血，尝有人病眼中翳，往来不定，如此乃是血所病也。盖心生血，肝藏血，肝受血则能视，目病不治血为背理。"

2.《本草蒙筌》"行血宜生，止血须炒，通经闭及治经行不止；定产妇血晕，除小儿疳蛔。"

【现代研究】本品含维生素A、树脂、尿素、尿酸等。动物实验表明五灵脂对实验性结核病有一定疗效，其水浸剂在试管内对多种真菌有不同程度的抑制作用。

延胡索

本品为罂粟科植物延胡索的干燥块茎，又名玄胡索。味辛苦，性温，归肝与脾经。用量为3～9 g，入煎剂或入丸散。

【功效】活血，行气，止痛。

【应用】气血瘀滞，胸胁、脘腹疼痛，胸痹心痛，经闭痛经，产后瘀阻，跌扑肿痛　本品辛散温通，既能活血，又能行气，且止痛作用显著，为活血行气止痛要药。李时珍谓其"能行血中气滞，气中血滞，故专治一身上下诸痛"。临床可广泛用于血瘀气滞所致身体各部位的疼痛。

【文献选录】

1.《本草纲目》"能行血中气滞，气中血滞，故专治一身上下诸痛，用之中的，妙不可言。"

2.《本草汇言》"玄胡索，凡用之行血，酒制则行；用之止血，醋制则止；用之破血，非生用不可；用之调血，非炒用不神。随病制宜，应用无穷者也。"

【现代研究】本品含多种生物碱，如延胡索乙素、丑素、甲素等，有显著的镇静、镇痛、解痉、催吐作用。延胡索乙素（四氢巴马汀）能显著提高痛阈，镇痛作用强，且无呼吸抑制之不良反应及成瘾性。现已制成片剂，广泛用于头痛、腰痛、关节痛、月经痛、神经痛及内脏绞痛等。延胡索醋炒或醋煮后，所含生物碱与醋酸形成盐类，在水中溶解度大，易于煎出，故醋制后镇痛效果更明显。

丝瓜络

本品为葫芦科植物丝瓜的干燥成熟果实的维管束。味甘，性平，归肺、胃、肝经。用量为5～10 g，入煎剂。

【功效】祛风，通络，活血，下乳。

【应用】

1. 风湿痹痛，筋脉拘挛　本品善于祛风通络，唯药力平和，多入复方中应用。

2. 胸胁胀痛　本品入肝经能活血通络，常用于气血瘀滞之胸胁胀痛。

3. 乳汁不通，乳痈肿痛　本品体轻通利，善通乳络，治产后乳少或乳汁不通者。

【文献选录】《本草求原》"和血脉，活筋络，滋水，止阴痛，补中健脾，消水肿。"

【现代研究】本品含木聚糖和纤维素。动物实验表明，有止咳祛痰作用。其粉煎剂与酒精煎剂对呼吸道常见细菌有较强的抑制作用。

姜　黄

本品为姜科多年生草本植物姜黄的干燥根茎。味辛苦，性温，归入脾与肝经。用量为 3～10 g，入煎剂或入丸散。

【功效】活血行气，通经止痛。

【应用】

1. 气滞血瘀，胸胁刺痛，胸痹心痛，痛经经闭，癥瘕，跌扑肿痛　本品辛行苦泄，温散通滞，既入血分，又入气分，长于止痛，善治气滞血瘀诸痛证。

2. 风湿肩臂疼痛　本品辛散苦燥，温通经脉，能祛除关节经络之风寒湿邪，通行气血而通络止痛，尤长于行肢臂而除痹痛。

【文献选录】

1.《日华子本草》"治癥瘕血块，痈肿，通月经，治跌扑瘀血，消肿毒，止暴风痛冷气，下食。"

2.《本草纲目》"治风痹臂痛。"

3.《医林纂要》"治四肢之风寒湿痹。"

【现代研究】本品含挥发油及姜黄素等。动物实验表明其有利胆、收缩子宫、降血压、镇痛等作用，对金黄色葡萄球菌及多种皮肤真菌有抑制作用。

续　断

本品为川续断科植物川续断的干燥根。味苦辛，性微温，归肝与肾经。用量为 9～15 g，多入煎剂。

【功效】补肝肾，强筋骨，续折伤，止崩漏。

【应用】

1. 肝肾不足，腰膝酸软，风湿痹痛　本品性微温，入肝肾经，能温补肝肾，强健骨，治肝肾亏虚，筋骨不健，可达标本兼治之功。

2. 跌扑损伤，筋伤骨折　本品辛散温通，能活血祛瘀，续筋疗伤，为伤科常用药。

3. 肝肾不足，崩漏经多，胎漏下血，胎动不安　本品补益肝肾，调理冲任，有固本安胎之功，可用于肝肾不足，崩漏，月经过多，胎漏下血，胎动不安。

【文献选录】《本草汇言》"续断，补续血脉之药也，大抵所断之血脉非此不续，所伤之筋骨非此不养，所滞之关节非此不利，所损之胎孕非此不安，久服常服，能益气力，有补伤生血之效，补而不滞，行而不泄，故女科、外科取用恒多也。"

【现代研究】本品含生物碱、挥发油、维生素 E 及有色物质。

刘寄奴

本品为菊科多年生草本植物奇蒿的全草。味辛苦，性温，归肝与脾经。用量为 3～10 g，入煎剂。

【功效】散瘀止痛，疗伤止血，破血通经，消食化积。

【应用】

1. 跌打损伤，瘀滞肿痛，外伤出血　本品苦泄温通，性善行散，能活血散瘀，通经止痛，止血疗伤，古人谓其为"金疮要药"，常用于治疗伤科病症。

2. 血瘀经闭，产后瘀滞腹痛　本品苦泄善行，能活血散瘀，通经止痛，可治瘀滞经产病症。

3. 食积腹痛，赤白痢疾　本品气味芳香，既能醒脾开胃，又能消食化积，止泻止痢，适用于食积不化，腹痛泻痢。

【文献选录】《日华子本草》"心腹痛，下气，水胀，血气，通妇人经脉，癥结。"

【现代研究】本品含挥发油，主要含黄酮类成分和香豆素类成分。有抗菌杀菌、消炎止泻、促进血凝、解除平滑肌痉挛等作用。

穿山甲

本品为鲮鲤科动物穿山甲的鳞甲。味咸，性寒，归肝与胃经。用量为 5～10 g，一般炮炙后用。

【功效】活血消癥，通经下乳，消肿排脓，搜风通络。

【应用】

1. 血滞经闭，癥瘕　本品性善走窜，功专行散，既能活血祛瘀，又能消癥通经，善治血滞经闭，癥瘕。

2. 产后乳汁不通　本品性善走窜，能通达畅行气血，擅长通经下乳，为治疗产后乳汁不下之要药。

3. 痈肿疮毒，瘰疬　本品能活血消痈，消肿排脓，可使脓未成者消散，脓已成者速溃，为治疗疮疡肿痛之要药。

【文献选录】

1.《滇南本草》"破气行血，胸膈膨胀逆气，治膀胱疝气疼痛。"

2.《本草纲目》"通经脉，下乳汁，消痈肿，排脓血，通窍杀虫。"

【现代研究】穿山甲的蛋白质含量占比达 92.6%，含有 18 种氨基酸和 18 种微量元素，另含有硬脂酸、胆甾醇、脂肪族酰胺、游离氨基酸、环二肽、挥发油、生物碱等有效成分。现代研究表明，穿山甲具有抗炎、抗病毒、扩张血管、促进血液循环、抗癌、抗心律失常以及促进核酸代谢等作用。

苏　木

本品为豆科植物苏木的干燥心材。味甘咸，性平，归心、肝、脾经。用量为 3～9 g，入煎剂。

【功效】活血祛瘀，消肿止痛。

【应用】

1. 跌打损伤，骨折筋伤，瘀滞肿痛　本品咸入血分，能活血散瘀，消肿止痛，为伤科常用药。

2. 血滞经闭痛经，产后瘀阻，胸腹刺痛，痈疽肿痛　本品活血祛瘀，通经止痛，为妇科瘀滞经产诸证及其他瘀滞病症的常用药。

【文献选录】

1.《唐本草》"主破血，产后血胀闷欲死者。"

2.《本草纲目》"少用则和血，多用则破血。"

3.《本经逢原》"苏木阳中之阴，降多升少，肝经血分药也。"

【现代研究】本品含无色的原色素——巴西苏木素，其遇空气即氧化为巴西苏木红素。另含苏木酚、挥发油及鞣质。动物实验表明，苏木能使血管轻度收缩，且对兔、鼠有催眠作用，大量尚有麻醉作用，甚至使之死亡。苏木煎液对金黄色葡萄球菌、伤寒沙门菌、白喉杆菌等有抑制作用。

血 竭

本品为棕榈科常绿藤本植物麒麟竭及同属植物的果实和树干渗出的树脂。味甘咸，性平，归心与肝经。入丸散，每服 1～1.5 g；入煎剂 3～9 g。

【功效】活血定痛，化瘀止血，生肌敛疮。

【应用】

1. 跌打损伤，心腹瘀痛　本品味咸入血分，主归心肝经，能活血散瘀，消肿止痛，为伤科及其他瘀滞痛证要药。

2. 外伤出血　本品既能散瘀，又能止血，有止血不留瘀的特点，适用于瘀血阻滞，血不归经的出血，尤治外伤出血。

3. 疮疡不敛　本品外用，能活血消肿，祛瘀化腐，敛疮生肌，可治疮疡久溃不敛。

【文献选录】

1.《海药本草》"主打伤折损，一切疼痛。"

2.《本草经疏》"麒麟竭，甘主补，咸主消，散瘀血、生新血之要药。"

3.《本草逢原》"血竭，助阳药中同乳香、没药用之者，取以调和血气，而无留滞壅毒之患。"

【现代研究】本品是一种树脂酯及血竭树脂鞣醇的混合物，另含无定形的血竭白素、黄色血竭树脂烃等成分。在试管内对堇色毛癣菌、石膏样毛癣菌、许兰毛癣菌等多种致病性真菌有抑制作用。

自然铜

本品为硫化物类矿物黄铁矿族黄铁矿。味辛，性平，归肝经。用量为 3～9 g，入丸散则服 1～1.5 g。外用适量。

【功效】散瘀止痛，续筋接骨。

【应用】跌打损伤，筋骨折伤，瘀肿疼痛　本品辛散性平，主入肝经血分，功能活血散瘀，续筋接骨，通经止痛，长于促进骨折的愈合，为伤科要药，外敷内服均可。

【文献选录】

1.《开宝本草》"疗折伤，散血止痛，破积聚。"

2.《本草经疏》"自然铜乃入血行血，续筋接骨之药也。"

【现代研究】本品主要含二硫化铁。动物实验发现，用人工方法使家兔股骨骨折后，每日服用自然铜与虎骨（现用狗骨代替）各半的合剂 3 g，共服 1 个半月，对骨折愈合有促进作用。表现为骨痂生长快，量多且较成熟，抗折力亦较对照组增强，但单独使用则效果差。

茺蔚子

本品为唇形科植物益母草的干燥成熟果实。味辛苦，性微寒，归入心包与肝经。用量为 5～10 g。

【功效】活血调经，清肝明目。

【应用】

1. 月经不调，痛经，闭经，产后瘀滞腹痛　本品辛开苦泄，能活血祛瘀以通经，为妇科经产要药。

2. 肝热头痛，头晕，目赤肿痛，目生翳障　本品辛开性微寒，可入肝经，该方能活血补阴，故能治疗肝热头痛、目赤肿痛、目生翳障。

【文献选录】

1.《神农本草经》"主明目，益精，除水气。"

2.《秘传眼科龙木论》"主明目，疗头痛。"

3.《本草纲目》"茺蔚子，白花者入气分，紫花者入血分。治妇女经脉不调，胎产一切血气诸病，妙品也。而医方鲜知用，时珍常以之同四物、香附诸药治人，获效甚多。盖包络生血，肝藏血，此物能活血补阴，故能明目、益精、调经，治女人诸病也。"

【现代研究】本品含益母草宁、茺蔚子油、维生素 A 等。能增强机体代谢功能，促进血液循环，预防心脏供血不足，调节内分泌失调，增强身体免疫力，还有清肝护肝的作用。

二、利水渗湿药

凡以通利水道、渗泄水湿为主要功效，常用以治疗水湿内停病证的药物，称利水渗湿药。

本类药物味多甘淡或苦，主归膀胱、小肠、肾、脾经，作用偏于下行，淡能渗利，苦能降泄。本类药物具有利水消肿、利尿通淋、利湿退黄等作用。故该类药主治水肿、小便不利、泄泻、痰饮、淋证、黄疸、湿疮、带下、湿温等水湿所致的各种病证。现代药理研究证明，利水渗湿药大多具有不同程度的利尿、抗病原体、利胆、保肝、降血压、抗肿瘤等作用。部分药物还有降血糖、降血脂及调节免疫功能的作用。

茯 苓

本品为多孔菌科真菌茯苓的干燥菌核。味甘淡，性平，归心、肺、脾、肾经。用量为 9～15 g，入煎剂或入丸散。茯苓菌核中抱有松根的白色部分，曰茯神，长于养心安神。茯苓菌核近外皮部的淡红色部分，曰赤茯苓，长于渗利湿热。

【功效】利水渗湿，健脾，宁心安神。

【应用】

1. 水肿尿少　本品味甘而淡，甘则能补，淡则能渗，药性平和，既可祛邪，又可扶正，利水而不伤正气，实为利水消肿之要药，可主治寒热虚实各种水肿。

2. 痰饮眩悸　本品善于渗泄水湿，使湿无所聚，痰无由生，可治痰饮之目眩心悸。

3. 脾虚食少，便溏泄泻　本品味甘，入脾经，能健脾补中，渗湿而止泻，使中焦清升浊降，尤宜于脾虚湿盛泄泻。

4. 心神不安，惊悸失眠　本品补益心脾而宁心安神。

【文献选录】

1.《秘传眼科七十二症全书》"味甘淡，性温，去肾邪，益气生津，补虚劳。"

2.《用药心法》"茯苓，淡能利窍，甘以助阳，除湿之圣药也。味甘平补阳，益脾逐水，生津导气。"

【现代研究】本品菌核含 β－茯苓聚糖和三萜类化合物乙酰茯苓酸、茯苓酸以及蛋白质、脂肪、甾醇、卵磷脂、葡萄糖等。动物实验发现其有利尿、降血糖等作用。另有人报道，用其煎剂滤液给家兔静脉注射，有降低眼压的作用。

薏苡仁

本品为禾科植物薏苡的干燥成熟种子。味甘淡，性凉，归脾、胃、肺经。用量为 9～30 g，入煎剂或入丸散。

【功效】利水渗湿，健脾止泻，除痹，排脓，解毒散结。

【应用】

1. 水肿，脚气浮肿，小便不利　本品淡渗甘补，既能利水消肿，又能健脾补中。

2. 脾虚泄泻　本品能祛除脾湿，健脾止泻，尤宜治脾虚湿盛之泄泻。

3. 湿痹拘挛　本品渗湿除痹，能舒筋脉，缓和拘挛。常主治湿痹而筋脉挛急疼痛。

4. 肺痈，肠痈　本品清肺肠之热，排脓消痈。

【文献选录】

1.《本草纲目》"健脾益胃，补肺清热，祛风胜湿。"

2.《本草经疏》"薏苡仁，性燥能除湿，味甘能入脾补脾，兼淡能渗泄，故主筋急拘挛不可屈伸及风湿痹痛，除筋骨邪气不仁，利肠胃，消水肿，令人能食。"

【现代研究】本品含蛋白质、脂肪、碳水化合物、少量维生素 B_1、氨基酸、薏苡素、薏苡酯等。动物实验发现薏苡素对横纹肌有抑制作用，还有利尿、降血压、降血糖等作用。另有报道称，薏苡仁有阻止癌细胞生长的作用。

赤小豆

本品为豆科植物赤小豆或赤豆的干燥成熟种子。味甘酸，性平，归脾、心、小肠经。用量为9～30 g；外用适量，研末调敷。

【功效】解毒排脓，利水消肿。

【应用】痈肿疮毒，肠痈腹痛，水肿胀满，脚气浮肿，黄疸尿赤，风湿热痹　本品性平，归脾经，能燥湿健脾，治疗湿邪伤脾所致水肿、胀满、泄泻。

【文献选录】

1.《神农本草经》"主下水肿，排痈肿脓血。"

2.《名医别录》"利小便，下腹胀满。"

3.《本草经疏》"凡水肿、胀满、泄泻，皆湿气伤脾所致，小豆健脾燥湿，故主下水肿胀满，止泄，利小便也。"

【现代研究】本品含蛋白质、脂肪、碳水化合物、粗纤维、灰分、钙、磷、铁、维生素 B_1、维生素 B_2、维生素 B_3。煎剂对金黄色葡萄球菌、伤寒沙门菌等有抑制作用。

猪　苓

本品为多孔菌科寄生植物真菌猪苓的干燥菌核。味甘淡，性平，归入肾与膀胱经。用量为6～12 g，入煎剂。

【功效】利水渗湿。

【应用】水肿，小便不利，泄泻，淋浊，带下　本品甘淡渗泄，利水渗湿作用较强，用于水湿停滞的水肿，单用即可。

【文献选录】

1.《本草纲目》"开腠理，治淋、肿、脚气，白浊，带下，妊娠子淋，小便不利。"

2.《本草汇言》"猪苓，渗湿气，利水道，分解阴阳之的药也。"

【现代研究】本品含麦角甾醇、生物素、糖类、蛋白质。其煎剂有利尿作用。其醇提取液对金黄色葡萄球菌、大肠埃希菌等有抑制作用。

泽　泻

本品为泽泻科多年生沼泽植物泽泻的干燥块茎。味甘，性寒，归入肾与膀胱经。能利小便，清湿热。用量为6～9 g，多入煎剂。

【功效】利水渗湿，泄热，化浊降脂。

【应用】

1. 水肿胀满，小便不利，泄泻尿少，痰饮眩晕　本品淡渗，其利水渗湿作用较强，治疗水湿停蓄之小便不利。

2. 热淋涩痛，遗精　本品性寒，既能清膀胱之热，又能泄肾经之虚火，故下焦湿热者尤为适宜。

3. 高脂血症　本品利水渗湿，可化浊降脂，常用于治疗高脂血症。

【文献选录】

1.《银海精微》"入膀胱，利水通淋，补阴不足，明目。"

2.《药性论》"主肾虚精自出，治五淋，利膀胱热，宣通水道。"

3.《本草纲目》"泽泻，气平，味甘而淡，淡能渗泄，气味俱薄，所以利水而泄下。脾胃有湿热，则头重而目昏耳鸣，泽泻渗去其湿，则热亦随去，而土气得令，清气上行，天气明爽，故泽泻有养五脏、益气力、治头旋，聪耳明目之功。"

【现代研究】本品含三萜类化合物（泽泻醇等）、挥发油、生物碱、天门冬素、植物甾醇、树脂、蛋白质、多糖淀粉等。动物实验表明其有利尿、降血脂、降胆固醇、降血压、降血糖等作用，对脂肪肝有保护作用。

车前子

本品为车前科多年生草本植物车前或平车前的干燥成熟种子。味甘，性微寒，归肝、肾、肺、小肠经。用量为 9～15 g，入煎剂宜包煎。若全草入药曰车前草，性味、功用基本相似，但偏于清凉。

【功效】清热利尿通淋，渗湿止泻，明目，祛痰。

【应用】

1. 热淋涩痛，水肿胀满　本品甘寒滑利，善于通利水道，清膀胱之热。

2. 暑湿泄泻　本品能利水湿，分清浊而止泻，即"利小便以实大便"，尤宜于湿盛之大便水泻，小便不利者。

3. 目赤肿痛，目暗昏花　车前子善于清肝热而明目，治目赤涩痛。

4. 痰热咳嗽　本品入肺经，能清肺化痰止咳。

【文献选录】

1.《名医别录》"男子伤中，女子淋沥，不欲食。养肺强阴益精。明目疗赤痛。"

2.《药性论》"去风毒，肝中风热，毒风冲眼目，赤痛障翳，脑痛，泪出，去心胸烦热。"

3.《眼科集成》"车前子，治肝经热毒，从小便出，补肝益肾，久服强筋骨，聪耳明目。"

【现代研究】本品含车前子碱、琥珀酸、脂肪酸、腺嘌呤、胆碱、黏液质、维生素 A、维生素 B，有显著利尿作用，同时亦能增加尿素、氯化物、尿酸等物的排泄量。另外，还有降血压、降胆固醇及祛痰等作用。

滑　石

本品为硅酸盐类矿物滑石族滑石。味甘淡，性寒，归膀胱、肺、胃经。用量为 9～24 g，外用适量。

【功效】利尿通淋，清热解暑；外用祛湿敛疮。

【应用】

1. 热淋，石淋，尿热涩痛　滑石性滑利窍，寒则清热，故能清膀胱湿热而通利水道，为治淋证常用药。

2. 暑湿烦渴，湿温初起　本品甘淡而寒，既能利水湿，又能解暑热，为治暑湿、湿温之常用药。

3. 湿热水泻　本品既清热解暑热，又利水分清泌浊，即所谓能"分水道，实大肠"。

4. 湿疮，湿疹，痱子　本品外用有清热收湿敛疮作用。

【文献选录】

1.《药性论》　"能疗五淋，主难产，除烦热心躁，偏主石淋。"

2.《本草纲目》　"疗黄疸，水肿脚气，吐血、衄血，金疮出血，诸疮肿毒。"

3.《本草通玄》　"利窍除热，清三焦，凉六腑，化暑气。"

【现代研究】本品含硅酸镁，还含氧化铝等杂质，具有保护皮肤和黏膜的作用，对伤寒沙门菌、副伤寒沙门菌以及脑膜炎球菌有抑制作用。

桑白皮

本品为桑科落叶乔木植物桑的干燥根皮。味甘，性寒，归入肺经。用量为 5～15 g，煎剂。

【功效】泻肺平喘，利水消肿。

【应用】

1. 肺热喘咳　本品性寒，能清泻肺火，兼泻肺中水气而平喘咳。

2. 水肿胀满尿少，面目肌肤浮肿　本品能肃降肺气，通调水道而利水消肿。

【文献选录】

1.《外科证治全书》　"目赤肿……白眼上红不退，加桑白皮。"

2.《本草纲目》　"泻肺，降气，散血。"

3.《本草求原》　"治脚气痹挛，目昏，黄疸，通二便，治尿数。"

4.《用药心得十讲》　"地骨皮、桑白皮，均能清肺中火热，但地骨皮入肺经血分，降肺中伏火，兼能益肾除虚热。桑白皮入肺经气分，泻肺中实火，兼能利水消肿。"

【现代研究】本品含伞形花内酯、东莨菪素和黄酮成分桑根皮素、桑素、桑色烯、环桑素、环桑色烯等。根皮含多种桑黄酮、桑白皮素、桑葛酚和桑色呋喃等，其中桑黄酮 G 及 H、桑葛酚 C 及 D 和多种桑白皮素都具有降血压作用，桑色呋喃 A 有抗菌作用。动物试验表明其有利尿作用，煎剂或多种溶媒提取物对正常或高血压动物有降血压作用，并伴有心动过缓。对气管有扩张作用，有效成分为拟胆碱样物质。提取物对离体动物肠管及子宫有兴奋作用，对小鼠可产生镇静、安定和微弱的抗惊厥、镇痛、降温作用。能抑制某些动物实验性炎症反应，并有轻度的镇咳作用，有报道称其热水提取物在体外实验中对人子宫颈癌 JTC-26 株的抑制率为 70% 左右。

地肤子

本品为藜科一年生草本植物地肤的干燥成熟果实。味辛苦，性寒，归入肾与膀胱经。用量为 9～15 g；外用适量，煎汤熏洗。

【功效】清热利湿，祛风止痒。

【应用】

1. 小便不利，淋沥涩痛　本品苦寒降泄，能清利湿热而通淋，故可用于膀胱湿热，小便不利，淋沥涩痛之证。

2. 阴痒带下，风疹，湿疹，皮肤瘙痒　本品能清除皮肤中之湿热与风邪而止痒。

【文献选录】

1.《神农本草经》　"主膀胱热，利小便。补中，益精气。"

2.《滇南本草》　"利膀胱小便积热，洗皮肤之风，疗妇人诸经客热，清利胎热，湿热带下。"

3.《玉楸药解》　"疗头目肿痛，狐疝阴癞，腰疼胁痛，血痢，恶疮。"

4.《本草求原》"地肤子，清利膀胱邪热，补膀胱阴血，热去则小便利，中焦之阴气自受益，而耳目聪明矣。"

【现代研究】本品含三萜皂苷、油、生物碱和维生素 A 类物质。在试管内对黄癣菌、小芽孢癣菌等皮肤真菌有抑制作用。

萹 蓄

本品为蓼科一年生草本植物萹蓄的干燥地上部分。味苦，性微寒，归膀胱经。用量为 9～15 g；外用适量，煎洗患处。

【功效】利尿通淋，杀虫，止痒。

【应用】

1. 热淋涩痛，小便短赤　本品性微寒，主入膀胱经，能清利下焦湿热。

2. 虫积腹痛，皮肤湿疹，阴痒带下　本品苦能燥湿，微寒清热，又善"杀三虫"。主治蛔虫病、蛲虫病、钩虫病，煎汤空腹服，以提高疗效。

【文献选录】

1.《药性论》"主丹石毒发冲目肿痛，又敷热肿效。"

2.《滇南本草》"利小便。治五淋白浊，热淋，瘀精涩闭关窍，并治妇人气郁，胃中湿热，或白带之症。"

【现代研究】本品含萹蓄苷、槲皮苷、草酸、硅酸、黏质、葡萄糖、果糖等。实验证明，本品有利尿、降血压、利胆等作用，并能加速血液凝固，使子宫张力增高；在试管内对致病真菌有抑制作用。

木 通

本品为马兜铃科植物东北马兜铃的干燥藤茎。味苦，性寒，归心、小肠、膀胱经。用量为 3～6 g，入煎剂。

【功效】利尿通淋，清心除烦，通经下乳。

【应用】

1. 淋证，水肿　本品入小肠、膀胱经，苦寒以燥湿利水。

2. 心烦尿赤，口舌生疮　本品性寒，入心、小肠经，用于心热移于小肠，口疮目赤，小便短赤。常与生地黄、淡竹叶等药配伍。

【文献选录】

1.《药性论》"主治五淋，利小便，开关格，治人多睡，主水肿浮大，除烦热。"

2.《日华子本草》"安心除烦，止渴退热。治健忘，明耳目。"

3.《药品化义》"木通，导脾胃积热下行，主治火泻、热泻，盖为利小肠火郁，行膀胱水闭，使水火分，则脾气自实也。且心移热于小肠而脏病由腑结，腑通则脏安。"

【现代研究】本品主要含木通苷等成分，有显著的利尿作用。体外试验表明其对多种致病真菌有抑制作用。

冬瓜皮

本品为葫芦科一年生草本植物冬瓜的干燥外层果皮。味甘，性凉，归脾、小肠经。用量为 9～30 g，入煎剂。

【功效】利尿消肿，清热解暑。

【应用】

1. 水肿胀满，小便不利　本品味甘，药性平和，善于利水消肿。

2. 暑热口渴，小便短赤　本品性凉，有清热解暑之功。

【文献选录】

1.《滇南本草》"止渴，消痰，利小便。"

2.《分类草药性》"广消水肿，痔疮，大健脾。"

【现代研究】本品煎剂，能使非肾性水肿排尿量显著增加。

冬葵子

本品为锦葵科草本植物冬葵的成熟种子。味甘，性寒，归大肠、小肠经。用量为9～15 g，入煎剂。

【功效】清热利尿，下乳，润肠。

【应用】

1. 淋证，水肿，尿闭　本品甘寒滑利，有利尿通淋之功。

2. 乳汁不通，乳房胀痛　本品滑润利窍，有通乳汁之功。

3. 肠燥便秘　本品质润滑利，润肠而通便。

【文献选录】

1.《药性论》"治五淋，主奶肿，下乳汁。"

2.《本草纲目》"葵，气味俱薄，淡滑为阳，故能利窍通乳，消肿滑胎也。其根叶与子，功用相同。"

【现代研究】本品含脂肪油及蛋白质。具有一定的降糖和降脂作用。

石　韦

本品为水龙骨科多年生附生草本植物庐山石韦、石韦或有柄石韦的干燥叶片。味甘苦，性微寒，归肺与膀胱经。用量为6～12 g，入煎剂。

【功效】利尿通淋，清肺止咳，凉血止血。

【应用】

1. 热淋，血淋，石淋，小便不通，淋沥涩痛　本品药性寒凉，清利膀胱而通淋，兼可止血，尤宜于血淋。

2. 肺热喘咳　石韦微寒，入肺经，清肺热，止咳喘。

3. 血热出血　石韦微寒，可凉血止血，主治血热妄行之吐血、衄血、尿血、崩漏。

【文献选录】

1.《神农本草经》"主劳热邪气，五癃闭不通，利小便水道。"

2.《日华子本草》"治淋沥遗溺。"

【现代研究】本品含黄酮类、皂苷、蒽醌类、鞣质等物质。动物实验表明其有镇咳祛痰作用。

海金沙

本品为海金沙科多年生攀缘蕨类植物海金沙的孢子。味甘咸，性寒，归膀胱、小肠经。用量为6～15 g，入煎剂。

【功效】清热利湿，通淋止痛。

【应用】热淋，石淋，血淋，膏淋，尿道涩痛　本品其性下降，善清小肠、膀胱湿热，尤善止尿道疼痛，为治诸淋涩痛之要药。

【文献选录】《本草纲目》"治湿热肿满，小便热淋、膏淋、血淋、石淋、茎痛，解热毒气。"

【现代研究】本品含脂肪油、海金沙素。对金黄色葡萄球菌、铜绿假单胞菌、福氏志贺菌、伤寒沙门菌等有抑制作用。

草　薜

本品为薯蓣科多年生蔓生草本植物绵萆薢和粉萆薢的干燥根茎。味苦，性平，归肾、胃、肝经。用量为 9～15 g，入煎剂。

【功效】利湿去浊，祛风除痹。

【应用】

1. 膏淋，白浊，白带过多　本品善于利湿而分清去浊，为治膏淋要药。

2. 风湿痹痛，关节不利，腰膝疼痛　本品能祛风除湿，通络止痛，善治腰膝痹痛，筋脉关节屈伸不利。

【文献选录】

1.《日华子本草》"补水脏，坚筋骨，益精明目。"

2.《本草纲目》"治白浊，茎中痛，痔瘘坏疮。"

【现代研究】本品含薯蓣皂苷等成分。有抗真菌，扩张毛细血管，降低血压，升高血糖等作用。

茵　陈

本品为菊科植物滨蒿或茵陈蒿的干燥地上部分。味苦辛，性微寒，归脾、胃、肝、胆经。用量为6～15 g，外用适量，煎汤熏洗。

【功效】清利湿热，利胆退黄。

【应用】

1. 黄疸尿少　本品苦泄下降，微寒清热，善于清利脾胃肝胆湿热，使之从小便而出，为治黄疸之要药。

2. 湿温暑湿　本品其气清芬，清利湿热，治疗外感湿温或暑湿，身热倦怠，胸闷腹胀，小便不利。

3. 湿疮瘙痒　本品苦而微寒，其清利湿热之功，可用于湿热内蕴之湿疮瘙痒，风痒隐疹。

【文献选录】

1.《神农本草经》"主风湿寒热邪气，热结黄疸。"

2.《日华子本草》"治天行时疾，热狂，头痛头旋，风眼痛。"

3.《银海指南》"无论寒湿、湿热，其目皆黄，甚至瞳神亦黄，势必云雾翳障，瞻视昏花，治亦无他法，以茵陈为主，五苓、四逆随症选用。"

【现代研究】本品含茵陈烯、茵陈酮、茵陈素、叶酸、绿原酸、咖啡酸等。其煎剂有解热作用；其水浸液或精制浓缩浸液能促进胆汁分泌，有利胆作用。对实验性肝炎能促进肝细胞再生，还有利尿、降血压等作用。在试管内对金黄色葡萄球菌、志贺菌属、溶血性链球菌、肺炎球菌以及致病性皮肤真菌有抑制作用。

三、活血利水药

泽　兰

本品为唇形科植物毛叶地瓜儿苗的干燥地上部分。味苦辛，性微温，归肝与脾经。用量为6～12 g，入煎剂。

【功效】活血调经，祛瘀消痈，利水消肿。

【应用】

1. 血瘀月经不调，经闭痛经，产后瘀阻腹痛　本品辛散苦泄，温通行滞，功善活血调经，为妇科经产瘀血病症的常用药。

2. 跌打伤痛，疮痈肿毒　本品能活血祛瘀以消肿止痛、消痈散结，可用于跌打伤痛、疮疡肿毒。

3. 水肿，腹水　本品既能活血祛瘀，又能利水消肿，对瘀血阻滞、水瘀互结之水肿尤为适宜。

【文献选录】《日华子本草》"通九窍，利关脉，养血气，破宿血，消癥瘕，产前产后百病，通小肠，长肉生肌，消扑损瘀血，治鼻洪吐血，头风目痛，妇人劳瘦，丈夫面黄。"

【现代研究】本品含挥发油、葡萄糖苷、鞣质和树脂，还含黄酮苷、酚类、氨基酸等，有强心作用。

瞿　麦

本品为石竹科多年生草本植物瞿麦的干燥地上部分。味苦，性寒，归心与小肠经。用量为9～15 g，入煎剂。

【功效】利尿通淋，活血通经。

【应用】

1. 热淋，血淋，石淋，小便不通，淋沥涩痛　本品苦寒泄降，能清心与小肠之火，导热下行，有利尿通淋之功，为治淋证之常用药。

2. 瘀阻经闭，月经不调　本品能活血通经。

【文献选录】

1. 《神农本草经》"主关格诸癃结，小便不通，出刺，决痈肿，明目去翳，破胎堕子，下闭血。"

2. 《秘传眼科龙木论》"味苦辛，寒，无毒。明目去翳。"

3. 《日华子本草》"叶，治痔漏并泻血，小儿蛔虫，眼目肿痛，捣敷治浸淫疮并妇人阴疮。"

【现代研究】本品含粗蛋白、粗纤维、磷酸、维生素 A 及少量生物碱等。动物实验表明，其有利尿、兴奋肠道、降血压等作用。

蒲　黄

别名香蒲、水蜡烛、蒲草。本品为香蒲科植物水浊香蒲、东方香蒲或同属植物的干燥花粉。夏季采收蒲棒上部的黄色雄花序，晒干后碾轧，筛取花粉，即为草蒲黄。味甘、微辛，性平，归肝、心、脾经。内服：煎汤，5～10 g，须包煎；或入丸散。外用：适量，研末撒或调敷。散瘀止痛多生用，止血每炒用；血瘀出血，生熟各半。

【功效】止血，化瘀，利尿通淋。

【应用】

1. 吐血，衄血，咳血，崩漏，外伤出血　本品甘平，长于收敛止血，兼有活血行瘀之功，为止血行瘀之良药，有止血不留瘀的特点，对出血证无论属寒属热，有无瘀滞，均可应用，但以属实夹瘀者尤宜。

2. 血滞经闭痛经，胸腹刺痛，跌扑肿痛　本品味辛，能活血通经，祛瘀止痛，凡跌打损伤、痛经、心腹疼痛等瘀血作痛者均可应用，尤为妇科所常用。

3. 血淋涩痛　本品既能止血，又能利尿通淋，故可用治血淋涩痛。

【文献选录】

1.《神农本草经》"主心腹膀胱寒热，利小便，止血，消瘀血。"

2.《本草汇言》"蒲黄，性凉而利，能洁膀胱之原，清小肠之气，故小便不通，前人所必用也。至于治血之方，血之上者可清，血之下者可利，血之滞者可行，血之行者可止。凡生用则性凉，行血而兼消；炒用则味涩，调血而且止也。"

3.《药品化义》"蒲黄，若诸失血久者，炒用之以助补脾之药，摄血归源，使不妄行。又取体轻行滞，味甘和血，上治吐衄咯血，下治肠红崩漏。但为收功之药，在失血之初，用之无益。若生用亦能凉血消肿。"

【现代研究】本品含异鼠李素、二十五烷、挥发油及脂肪成分等。动物实验发现，蒲黄能缩短凝血时间、凝血酶原时间，增加血小板，有止血作用。对子宫表现为兴奋作用，具有降血压、增强离体兔肠蠕动的作用，其降血压及对肠道的作用可被阿托品阻断。

血余炭

本品为人制成的炭化物。取头发，除去杂质，碱水洗去油垢，清水漂净，晒干，焖煅成炭，放凉。味苦，性平。归肝、胃经。用量4.5～9 g，内服入煎剂。

【功效】收敛止血，化瘀，利尿。

【应用】

1. 吐血，咳血，衄血，血淋，尿血，便血，崩漏，外伤出血　发乃血之余，善入血分，并以炭入药，故有收敛止血之功，且能化瘀，有止血而不留瘀的特点，可用于各种出血之证，无论寒热虚实皆可。

2. 小便不利　本品苦降下行，能化瘀利窍，通利水道，故可用治小便不利。

【文献选录】

1.《神农本草经》"主五癃，关格不通，利小便水道，疗小儿痫、大人痉。"

2.《日华子本草》"止血闷血运，金疮伤风，血痢，入药烧灰，勿令绝过。煎膏长肉，消瘀血也。"

3.《唐本草》"疗转胞，小便不通，赤白利，哽噎，鼻衄，痈肿，狐尿刺，丁肿，骨疽，杂疮。"

4.《名医别录》"主咳嗽，五淋，大小便不通，小儿惊痫。止血，鼻衄烧之吹内立已。"

5.《药性论》"能消瘀血。"

【现代研究】本品主要成分为一种优角蛋白，含水分12～15%，灰分0.3%，脂肪3.4～5.8%，氮17.4%，硫5.0%。另含或多或少的黑色素。灰分中含下述金属（按含量大小顺序）：钙、钠、钾、锌、铜、铁、锰、砷。人发炮炙成血余炭时，有机成分被破坏炭化，其中的有机成分未详。

虎　　杖

别名花斑竹、酸筒杆、酸汤梗、川筋龙、斑庄、斑杖根、大叶蛇总管、黄地榆。本品为蓼科植物虎杖的干燥根茎和根。春、秋二季采挖，除去须根，洗净，趁鲜切短段或厚片，晒干。味微苦、涩，性寒。归肝、胆、肺经。用量9～15 g，内服入煎剂。外用适量，制成煎液或油膏涂敷。孕妇慎用。

【功效】利湿退黄，清热解毒，散瘀止痛，化痰止咳。

【应用】

1. 湿热黄疸，淋浊，带下　本品苦寒，有清热利湿之功，治湿热黄疸。

2. 痈肿疮毒，水火烫伤，毒蛇咬伤　本品入血分，有凉血清热解毒作用。

3. 经闭，癥瘕，风湿痹痛，跌打损伤　本品有活血散瘀止痛之功。

4. 肺热咳嗽　本品既能苦降泄热，又能化痰止咳，治肺热咳嗽。

【文献选录】

1.《名医别录》"主通利月水，破留血癥结。"

2.《本草拾遗》"主风在骨节间及血瘀。煮汁作酒服之。"

3.《日华子本草》"治产后恶血不下，心腹胀满。排脓，主疮疖痈毒，妇人血晕，扑损瘀血，破风毒结气。"

4.《滇南本草》"攻诸肿毒，止咽喉疼痛，利小便，走经络。治五淋白浊，痔漏，疮痈，妇人赤白带下。"

5.《药性论》"治大热烦躁，止渴，利小便，压一切热毒。"

【现代研究】本品含游离蒽醌及蒽醌苷，主要为大黄素、大黄素甲醚和大黄酚，以及蒽苷 A、蒽苷 B。虎杖煎液（25％）对金黄色葡萄球菌、卡他球菌、甲型或乙型溶血性链球菌、大肠埃希菌、铜绿假单胞菌有抑制作用（琼脂平板挖孔法）。高浓度（根提取液）对钩端螺旋体也有杀灭作用。虎杖水煎液（10％）对流感亚洲甲型京科 68－1 株病毒、孤儿病毒、单纯疱疹病毒均有抑制作用。2％煎液对腺病毒Ⅲ型、脊髓灰质炎Ⅱ型、肠道病毒柯萨奇 A、B 组、ECHO 组、乙型脑炎京卫研Ⅰ号、单纯疱疹一株等 7 种有代表性的病毒株，都有明显的抑制作用。20％虎杖液对乙型肝炎抗原（HBAg）有明显的抑制作用。虎杖单体Ⅰ和Ⅱ可使乙型肝炎抗原滴度降低 8 倍。

王不留行

别名留行子、奶米、王牡牛、大麦牛。本品为石竹科植物麦蓝菜的干燥成熟种子。夏季果实成熟、果皮尚未开裂时采割植株，晒干，打下种子，除去杂质，再晒干。味苦，平。归肝、胃经。用量 4.5～9 g，入煎剂内服。

【功效】活血通经，下乳消肿，利尿通淋。

【应用】

1. 血瘀经闭，痛经，难产　本品苦泄性平，善于通利血脉，活血通经，走而不守，可用于瘀滞经产病症。

2. 产后乳汁不下，乳痈肿痛　本品归肝、胃经，走血分，苦泄宣通，行血脉，通乳汁，为治疗产后乳汁不下常用之品。

3. 淋证涩痛　本品性善下行，功善活血利尿通淋。

【文献选录】

1.《神农本草经》"主金疮，止血逐痛，出刺，除风痹内寒。"

2.《药性论》"治风毒，通血脉。"

3.《本草纲目》"王不留行能走血分，乃阳明冲任之药，俗有'穿山甲，王不留，妇人服了乳长流'之语，可见其性行而不住也。"

4.《本草纲目》"利小便。"

【现代研究】本品种子含三萜皂苷，称为王不留行皂苷（vac-segoside）的有 A、B、C、D 四种。四种皂苷水解均得同一的王不留行次皂苷，又含黄酮苷，还含植酸钙镁、磷脂等。有抗早孕作用：0.25％～0.5％煎剂对大鼠离体子宫有收缩作用，使小鼠血浆及子宫组织中的第二信使物质（cAMP）明显增高，并能促进乳汁分泌。

牛　膝

本品为苋科多年生草本植物牛膝的干燥根。味苦酸，性平，归肝与肾经。用量为 5～10 g，入煎剂或入丸散。

【功效】逐瘀通经，补肝肾，强筋骨，利尿通淋，引血下行。

【应用】

1. 瘀血阻滞之经闭，痛经，胞衣不下　本品苦泄甘缓，归肝肾经，性善下行，长于活血通经，多用于妇科瘀滞经产诸疾。

2. 跌扑伤痛　本品苦泄下行，功善活血祛瘀，通经止痛，治跌打损伤、腰膝瘀痛。

3. 腰膝酸痛，筋骨无力　本品味苦通泄，味甘缓补，性质平和，主归肝肾经，既能活血祛瘀，又能补益肝肾，强筋健骨，善治肝肾不足之证。

4. 淋证，水肿，小便不利　本品性善下行，既能利尿通淋，又能活血祛瘀，为治下焦水湿潴留病症常用药。

5. 气火上逆之吐血衄血、牙痛口疮，阴虚阳亢之头痛眩晕　本品酸苦降泄，能导热下泄，引血下行，常用于气火上逆、火热上攻之证。

【文献选录】

1.《神农本草经》"主寒湿痿痹，四肢拘挛，膝痛不可屈，逐血气，伤热火烂，坠胎。"

2.《药性论》"治阴痿，补肾填精，逐恶血流结，助十二经脉。"

3.《本草经疏》"走而能补，性善下行。"

【现代研究】本品含三萜皂苷，水解后生成齐墩果酸，并含多量钾盐。其煎剂或流浸膏对家兔子宫有收缩作用。静脉注射煎剂对麻醉犬有降血压作用，还有止痛和轻度的利尿作用。

琥　珀

别名血琥珀、血珀、红琥珀、光珀。本品为古代松科植物的树脂埋藏地下经久凝结而成的碳氢化合物。挖出后，除去杂质。性甘，平。归心、肝、小肠经。用量1～2 g，多入丸、散剂，入汤剂则研细末冲服；外用适量，研细水飞点眼。

【功效】镇惊安神，活血散瘀，利尿通淋。

【应用】

1. 心神不宁，心悸失眠，惊风，癫痫　本品质重，归心、肝经，长于镇惊安神，治疗心神不宁，心悸失眠，健忘等症。

2. 血滞经闭痛经，心腹刺痛，癥瘕积聚　本品入心、肝血分，有活血通经、散瘀消癥之功，治疗血滞经闭痛经。

3. 淋证，癃闭　本品能利尿通淋，治疗淋证、癃闭。

【文献选录】

1.《日华子本草》"壮心，明目磨翳，止心痛，癫邪，破结癥。"

2.《名医别录》"主安五脏，定魂魄……消瘀血，通五淋。"

3.《本草经疏》"琥珀，专入血分。心主血，肝藏血，入心入肝，故能消瘀血也。此药毕竟是消磨渗利之性，不利虚人。大都从辛温药则行血破血，从淡渗药则利窍行水，从金石镇坠药则镇心安神。"

4.《本草正》"清心肺，消瘀血，痰涎。"

5.《玉楸药解》"凉肺清肝，磨障翳，止惊悸，除遗精白浊。"

【现代研究】本品主要含树脂、挥发油。此外，还含有琥珀氧松香酸、琥珀松香酸、琥珀银松酸、琥珀脂醇、琥珀松香醇及琥珀酸等。琥珀酸具有中枢抑制作用，有抗惊厥、抗休克作用。

地耳草

别名田基黄、田基王、小田基黄、黄花草、黄花仔、对叶草、七寸金、细叶黄。本品为金丝桃科金丝桃属植物地耳，以全草入药。春夏采收全草，鲜用或洗净，晒干，切碎用。味甘、微苦，性凉。归肝、胆、脾、胃、大肠五经。内服：煎汤，半两至一两（鲜品一至二两，大剂可三至四两）；或捣汁。外用：捣敷或煎水洗。

【功效】利湿退黄，清热解毒，活血消肿。

【应用】

1. 湿热黄疸　本品苦凉，入肝胆经，能清热解毒利湿而退黄疸，主治湿热黄疸。

2. 肺痈，肠痈，痈肿疮毒　本品能清热解毒而消痈肿。

3. 跌打损伤　本品能活血消肿，主治跌打损伤瘀肿疼痛。

【文献选录】

1.《分类草药性》"解一切蛇虫毒，清火，止泄泻，刀伤用良。"

2.《岭南采药录》"去硝黄火毒，敷虾箝疮，理跌打、蛇伤。"

3.《福建民间草药》"活血，破瘀，消肿，解毒。"

4.《南宁市药物志》"清内热，治眼疾。"

【现代研究】本品含黄酮类、内酯（香豆精）、鞣质、蒽醌、氨基酸、酚类。田基黄注射液（由地耳草组成）对肝炎的各种症状及肝功能均有不同程度的改善。

参考文献

[1] 赵君利，程菊，陈建军，等. 川芎嗪类衍生物药理活性的研究进展 [J]. 华西药学杂志，2023，38（3）：340-344.

[2] 原景，杜韩，万梅绪，等. 丹参有效成分及丹参类制剂抗炎药理作用的研究进展 [J]. 药物评价研究，2021，44（11）：2322-2332.

[3] 李慕云，张海荣，张瑞芬，等. 中药注射液防治慢性心力衰竭的研究进展 [J]. 世界最新医学信息文摘，2019，19（93）：95-96.

[4] 兰涛，陈辉，孙清森，等. 桃仁提取物对重症急性胰腺炎大鼠微循环障碍的影响及其作用机制研究 [J]. 中药材，2015，38（2）：354-357.

[5] 许筱凰，李婷，王一涛，等. 桃仁的研究进展 [J]. 中草药，2015，46（17）：2649-2655.

[6] 石米扬，昌兰芳，何功倍. 红花、当归、益母草对子宫兴奋作用的机理研究 [J]. 中国中药杂志，1995，（3）：173-175+192.

[7] 梁五林，张明倩，崔爽，等. 红花保护心血管系统的药理作用和临床应用研究进展 [J]. 中医药学报，2022，50（6）：94-102.

[8] 李娇，徐龙洋，杜梦雨，等. 树脂类中药化学成分及药理作用研究进展 [J]. 新乡医学院学报，2023，40（4）：380-385.

[9] 杨宝，陈志超，陈芳有，等. 没药化学成分及生物活性研究进展 [J]. 中药材，2021，44（10）：2476-2484.

[10] 刘军标，熊英，杨堃，等. 三棱活性成分研究概况及质量标志物的预测分析 [J]. 中国药房，2021，32（6）：763-768.

[11] 孔红芳，袁书同，袁飞龙，等. 莪术油注射液化学成分、药理作用和临床应用的研究进展 [J]. 中草药，2023，54（12）：4053-4060.

[12] 罗文宽，卢健棋，周家谭，等. 毛冬青化学成分及其防治心血管疾病研究进展 [J]. 辽宁中医药大学学报，2023，25（8）：39-44.

[13] 刘梅，郭小红，孙全，等. 温郁金的化学成分和药理作用研究进展 [J]. 现代药物与临床，2021，36（1）：204-208.

[14] 程晓梅，张萌，王继红，等. 水蛭素的研究进展 [J]. 吉林医药学院学报，2021，42（2）：135-137.

[15] 李丹，谢晓芳，彭成，等. 益母草水提物对子宫收缩活动的影响 [J]. 中药与临床，2014，5（2）：66-68.

[16] 尹友生，欧俊，韦家智，等. 白茅根及其复方汤对大鼠 IgA 肾病模型的干预作用 [J]. 时珍国医国药，2011，22（11）：2659-2662.

［17］ 李昌灵，张建华. 白茅根提取物的抑菌效果研究［J］. 怀化学院学报，2012，31（11）：34-37.

［18］ 杨山景，李凌军. 丹皮酚药理作用与应用研究进展［J］. 中药药理与临床，2022，38（5）：237-241.

［19］ 刘平，赵俊超，李日光. 芍药苷药理作用及其机制研究进展［J］. 中医药导报，2023，29（8）：84-88.

［20］ 郭钧，阎邦首，单菊生，等. 中药对结核菌抗菌作用的研究（Ⅱ）中药对实验结核病疗效的观察［J］. 中国防痨杂志，1964，（3）：488-491.

［21］ 陈斯. 延胡索化学成分和药理作用研究进展［J］. 中医药信息，2021，38（7）：78-82.

［22］ 唐逸丰. 延胡索化学成分与药理作用研究概况［J］. 中医临床研究，2018，10（23）：144-146.

［23］ 杨花，高昂，赵兵，等. 丝瓜络药学研究概况［J］. 安徽农业科学，2011，39（34）：20990-20991.

［24］ 聂思垚，聂会军，程兰，等. 姜黄素的化学成分分析及药理作用研究进展［J］. 特产研究，2023，45（02）：169-174.

［25］ 周贤珍，周毅生. 苏木的研究进展［J］. 广东药科大学学报，2017，33（1）：136-139.

［26］ 杨敏，杨瑞，覃彬华，等. 民族药龙血竭研究进展［J］. 海峡药学，2019，31（11）：49-52.

［27］ 蒋燕萍，甘彦雄，严鑫，等. 自然铜的研究进展［J］. 中药与临床，2016，7（4）：54-56.

［28］ 徐硕，姜文清，邝咏梅，等. 茯苓的化学成分及生物活性研究进展［J］. 西北药学杂志，2016，31（3）：327-330.

［29］ 毕天琛，杨国宁，马海春. 中药薏苡仁化学成分及药理活性研究进展［J］. 海峡药学，2019，31（11）：52-56.

［30］ 鲁文静，任慧，崔小敏，等. 猪苓利水渗湿的药效物质、药理作用机制及临床应用研究进展［J］. 中国药房，2023，34（11）：1399-1403.

［31］ 张维君，韩东卫，李冀. 泽泻的化学成分及药理作用研究进展［J］. 中医药学报，2021，49（12）：98-102.

［32］ 徐硕，徐文峰，梁晓丽，等. 车前子的化学成分及生物活性研究进展［J］. 西北药学杂志，2019，34（4）：567-570.

［33］ 王春丽，王炎焱，韩伟，等. 常用矿物药及其类方药理作用研究概况［J］. 时珍国医国药，2007，（6）：1343-1345.

［34］ 李墨灵，张晗，夏庆梅. 桑白皮的化学、药理与药代动力学研究进展［J］. 西部中医药，2017，30（2）：137-139.

［35］ 王红娟，武洋，王嘉玮，等. 地肤子药理作用研究现状［J］. 甘肃科技纵横，2021，50（8）：98-100+111.

［36］ 陈瑞鑫，梁淞婷，戴忠华，等. 萹蓄化学成分及药理活性研究进展［J］. 中成药，2023，45（06）：1929-1936.

［37］ 郭艳玲. 三叶木通化学成分及抗氧化活性实验研究［J］. 社区医学杂志，2017，15（17）：84-86.

［38］ 张帅中，梁雪. 冬瓜皮药用价值及综合利用研究进展［J］. 现代农业科技，2016，（09）：286-288.

［39］ 亓雪，李兰，张颖颖. 有柄石韦的化学及药理研究进展［J］. 山东化工，2018，47（16）：64-65+68.

［40］ 岑庚钰，蒙小丽，梁远芳，等. 海金沙化学成分和药理作用研究概况［J］. 中国民族民间医药，2018，27（14）：48-50.

［41］ 肖扬，李国政. 萆薢药理作用研究进展［J］. 山西中医，2018，34（07）：54-56.

［42］ 陶玉杰. 绵茵陈与花茵陈的现代药理对比及临床应用［J］. 中国现代药物应用，2017，11（19）：193-194.

［43］ 敖云龙，杭盖，胡斯乐. 蒙药材瞿麦的化学成分及药理作用研究进展［J］. 世界最新医学信息文摘，2017，17（52）：119-120.

［44］ 胡立宏，房士明，刘虹，等. 蒲黄的化学成分和药理活性研究进展［J］. 天津中医药大学学报，2016，35（02）：136-140.

［45］ 刘帅，李沙沙，张登禄. 血余炭药理作用及作用机制的研究进展［J］. 中国药事，2020，34（05）：585-588.

［46］ 时圣明，潘明佳，王文倩，等. 虎杖的化学成分及药理作用研究进展［J］. 药物评价研究，2016，39（02）：317-321.

［47］ 金杰，肖湘. 王不留行的化学成分、药理作用及临床应用研究进展［J］. 中国药物经济学，2022，17（04）：124-128.

［48］ 胡婷婷，张振凌. 中药牛膝化学成分、药理作用及储藏保管［J］. 中国老年学杂志，2016，36（13）：3321-3322.

［49］ 东方，司泽慧，杨晓彤，等. 安神类中药的药学研究及临床应用进展［J］. 世界最新医学信息文摘，2019，19（52）：87-88+95.

［50］ 欧淑芬，谭沛，徐冰，等. 田基黄成分及药理应用研究进展［J］. 药学研究，2015，34（5）：296-299.

第二节　活血利水法常用方剂

一、活血化瘀剂

本类方剂由行气活血或破血化瘀药组成，具有活血化瘀等作用，主治血瘀性疾病或体内有瘀血者。《黄帝内经》曰："营行脉中，卫行脉外。"正常情况下，血液循经周流全身而营养肌体各个器官，如血不循常道溢于脉外则成出血，出血久不吸收则成瘀血。一般来讲，新鲜之出血宜用止血法，出血停止后则宜用活血祛瘀法。出血之原因不外外伤、血热、血瘀和气虚数种，血热引起之出血宜凉血止血，气火上逆引起之出血宜降火止血，气不摄血引起者又应益气摄血，血瘀者当活血化瘀以止血。一般在止血方剂中，常配伍活血化瘀之品，以防留瘀之弊；在活血化瘀方剂中，常辅以扶正之品，以消瘀而不伤正。

桃核承气汤

【来源】《伤寒论》。
【组成】桃仁、大黄、桂枝、炙甘草、芒硝。
【功能】逐瘀泻热。
【主治】下焦蓄血证。少腹急结，小便自利，至夜发热，其人如狂，甚则谵语烦躁；以及血瘀闭经，痛经，脉沉实而涩者。
【方解】本方由调胃承气汤加桃仁、桂枝减芒硝量而成。方中桃仁破血逐瘀，大黄下瘀泄热；芒硝可泄热软坚，助大黄下瘀泄热，桂枝一则温通逐瘀，二则以制硝、黄之凉遏；炙甘草护胃和中，缓诸药峻烈，诸药合用，共奏逐瘀泄热之功。
【按语】桃核承气汤适用于瘀血初结之时，血结不甚之少腹急结；若治疗瘀结日久，蓄血较重之见少腹硬满，气人发狂者，去芒硝、桂枝，加水蛭、虻虫；若虽瘀结日久但病势缓，少腹满不硬，则以抵当丸峻药缓攻。

桃红四物汤

【来源】《医宗金鉴》。
【组成】桃仁、红花、当归、川芎、白芍、熟地黄。
【功能】养血活血。
【主治】血虚兼血瘀证。
【方解】方中桃仁质重沉降，活血化瘀，红花质轻升浮，走外达上，通经达络，两药合用，活血化瘀、祛瘀生新增强；川芎行气理血；熟地黄滋阴补血；当归活血补血；白芍柔肝养血，缓急止痛。全方组方严谨，诸药合用，共奏活血化瘀、消肿止痛、补血和血之功，有补血不滞血、和血不伤血的特点。
【按语】本方为活血祛瘀常用之方。从整个药物组成分析，既破血又养血，既活血又止血，破中有止，止中有活，且兼顾止痛功效。为临床妇科、内科、骨伤科、皮肤科之常用方剂。

通窍活血汤

【来源】《医林改错》。
【组成】赤芍、川芎、桃仁、红花、麝香、鲜姜、大枣、老葱白、黄酒。

【功能】活血通窍。

【主治】瘀阻头面。

【方解】方中麝香辛温，走窜之性甚烈，有良好的开窍醒神、活血散结、消肿止痛作用；桃仁质重沉降，活血化瘀，红花质轻升浮，走外达上，通经达络，活血通经，两药伍用，活血通经、祛瘀生新增强；赤芍活血化瘀止痛，川芎行气活血，二药配用，能增活血化瘀之功；生姜、葱白辛温走散而上行，行气通阳利窍；大枣益气生津，养血、调和营卫，缓和芳香辛散药物之性；黄酒通络，也可引药上行。诸药配合能更好地上行头面而活血通窍，达到止血祛瘀、活血开窍的效果。

【按语】本方为王清任治疗瘀阻头面之代表方剂。当今取其通窍活血之效，亦可用于皮肤科酒渣鼻、白癜风，以及妇科干血痨、儿科疳积见肌肉消瘦、腹大青筋、潮热、舌暗红，或有瘀斑、瘀点。

血府逐瘀汤

【来源】《医林改错》。

【组成】桃仁、红花、赤芍、牛膝、川芎、枳壳、柴胡、当归、生地黄、桔梗、甘草。

【功能】活血化瘀，行气止痛。

【主治】胸中血瘀证。胸痛，头痛，日久不愈，急躁易怒，或心悸失眠，或入暮潮热，或心悸怔忡。

【方解】王清任用本方治疗"胸中血府血瘀"之证，由桃红四物汤合四逆散加上行之桔梗、下行之牛膝而成。方中桃红四物汤活血化瘀而养血，四逆散行气和血而疏肝，桔梗开肺气，载药上行，合枳壳则升降上焦之气而宽胸，尤以牛膝通利血脉，引血下行，互相配合，使血活气行，瘀化热消而肝郁亦解，诸证自愈。

【按语】《医林改错》记"立血府逐瘀汤，治胸中血府血瘀之证"，该书列出19种适应病证，即"头痛、胸痛、胸不任物、胸任重物、天亮出汗、食自胸右下、心里热（灯笼热）、瞀闷、急躁、夜睡梦多、呃逆、饮水即呛、不眠、小儿夜啼、心跳心烦、夜不安、俗言肝气病、干呕、晚发一阵热"。本方具有活血化瘀而不伤血、疏肝解郁而不耗气的特点，既活血化瘀，又行气解郁，活血可以行气，行气可以化瘀，全方行气活血，斡旋气机，临床常用以治疗气滞血瘀所致的多种疾病。

会厌逐瘀汤

【来源】《医林改错》。

【组成】桃仁、红花、桔梗、生地黄、当归、玄参、柴胡、枳壳、赤芍、甘草。

【功能】活血化瘀，散结利咽。

【主治】会厌瘀血证。呃逆、慢喉喑、喉痹等气滞血瘀引起的疾病。

【方解】会厌逐瘀汤中桃仁、红花、当归活血化瘀；玄参、生地黄、桔梗、甘草养阴生津、化痰，清热解毒，开方解宣肺气；柴胡、赤芍、枳壳疏肝理气解郁；上药合用，使气滞得解，瘀血得除，痰浊得化，咽喉得润，散结消肿开音，其症自愈。

【按语】本方以气血凝滞、会厌功能失调为辨证要点。现代常用本方治疗声带小结、声带炎、慢性咽炎、喉炎、假性延髓性麻痹、声带小结、咳嗽等。如伴风热表证，加金银花、连翘、桑叶、蝉蜕；痰瘀结块，加牡蛎、海藻、浙贝母；咽干口燥，加沙参、麦冬；治急性咽炎，加蒲公英、黄芩。

膈下逐瘀汤

【来源】《医林改错》。

【组成】五灵脂、当归、川芎、桃仁、牡丹皮、赤芍、乌药、延胡索、香附、红花、枳壳、甘草。

【功能】活血祛瘀，行气止痛。

【主治】膈下瘀血证。膈下瘀血，形成结块，或小儿痞块，或肚腹疼痛，痛处不移，或卧则腹坠似有物者。

【方解】本方以当归、川芎、桃仁、红花为基础药，具有活血祛瘀的作用；五灵脂散瘀止痛，通利血脉；牡丹皮清热凉血，活血散瘀，可祛血分瘀热，可散积中之瘀；香附、延胡索、乌药、枳壳增强疏肝行气止痛之功效。全方以活血化瘀和行气药居多，使气帅血行，更好发挥其活血祛瘀、行气止痛之功。

【按语】膈下逐瘀汤以膈下瘀血为主，若血瘀气滞较甚，正气不衰，可适当加三棱、莪术；积块日久，血络瘀结，中气大伤，运化无权，饮食大减，消瘦脱形，是为气血耗伤，津液枯竭，血瘀气机不利之象，应加党参、西洋参、茯苓、白术等补益正气之品；若湿痰内生，痰食互结，痰瘀互阻，气机不畅，腹部有条状物出现，可加大黄、槟榔、半夏，以增加化滞通便，使气机通畅。

少腹逐瘀汤

【来源】《医林改错》。

【组成】小茴香、干姜、延胡索、没药、当归、川芎、官桂、赤芍、蒲黄、五灵脂。

【功能】活血祛瘀，温经止痛。

【主治】少腹寒凝血瘀证。见少腹瘀血积块疼痛或不痛，或痛而无积块，或少腹胀满，或经期腰酸，少腹作胀，或月经1个月见三五次，接连不断，断而又来，其色或紫或黑，或有瘀块，或崩漏兼少腹疼痛，或瘀血阻滞，久不受孕，舌暗苔白，脉沉弦而涩。

【方解】少腹逐瘀汤取《金匮要略》温经汤之意，合失笑散化裁而成。方用小茴香、干姜、官桂温经散寒、通达下焦；延胡索、没药利气散瘀，消肿止痛；失笑散（蒲黄、灵脂）活血通瘀，散结止痛；蒲黄生用以活血祛瘀，灵脂炒用以止痛而不损胃气；当归、川芎乃阴中之阳药，血中之气药，配合赤芍可活血行气，散滞调经。全方气血兼顾，温通兼行，具有活血祛瘀、温经止痛的作用。

【按语】本方以少腹瘀血瘀结，或有疼痛，经血或黑或紫，或有瘀块为辨证要点。现代常用于治疗慢性盆腔炎、原发性痛经、子宫内膜异位症、输卵管阻塞性不孕症、子宫肌瘤等，还可治疗先兆流产、崩漏、带下、肠粘连、肠套叠、卵巢囊肿、老年前列腺增生等。如见少腹疼痛拒按，加三棱、姜黄；少腹胀甚，加木香、莪术、青皮；虚寒较重，增加干姜、小茴、官桂用量，加附子；带下清稀，加山药、车前子；治崩漏，加三七、茜草。症见实热伤阴、阴虚血燥者，禁用。现代药理研究证实，本方能调节肠蠕动，促进肠道气体排出；可抑制红细胞和血小板凝聚功能，溶解血栓，减轻血液黏度，增强细胞吞噬功能，改善血液循环及血液的理化性质，促进炎症病灶的消退及增生性病变的软化和吸收；具有明显的镇静、止痛、解痉疗效。

身痛逐瘀汤

【来源】《医林改错》。

【组成】秦艽、川芎、桃仁、红花、羌活、没药、当归、五灵脂、香附、牛膝、地龙、甘草。

【功能】活血行气，祛瘀通络，通痹止痛。

【主治】瘀血痹阻经络证。肩痛、臂痛、腰痛、腿痛，或周身疼痛，痛如针刺，经久不愈。

【方解】红花、桃仁、川芎、当归活血祛瘀，为君药。羌活、秦艽祛风除湿；五灵脂、没药、香附行气血，止疼痛，为臣药。牛膝、地龙疏通经络以利关节，为佐药。甘草调和诸药，为使药。诸药合用，气血同治，共奏活血行气，祛瘀通络，通痹止痛之功。

【按语】本方以肢体或全身痹痛、日久不愈、舌紫暗或有瘀斑为辨证要点。现代常用于治疗腰扭伤、坐骨神经痛、脑外伤后遗症、面神经麻痹、末梢神经炎、三叉神经痛、雷诺症、丘脑综合征、泌尿系结石等。如见微热，加柴胡、黄柏；气虚，加党参、黄芪；腰腿痛，加续断、杜仲、桑寄生；肩臂痛，加威灵仙、天仙藤；痛剧，加全蝎或蜈蚣；兼寒，去秦艽，加制川乌；坐骨神经痛，去五灵脂，加伸筋草；治结石，加萹草、石苇；面神经麻痹，去牛膝、五灵脂、甘草，加白附子、鸡血藤、僵蚕、全蝎。孕妇禁用。

补阳还五汤

【来源】《医林改错》。

【组成】黄芪、桃仁、红花、当归尾、赤芍、川芎、地龙。

【功能】补气活血通络。

【主治】气虚血瘀之中风。

【方解】方中重用生黄芪，黄芪甘温，大补元气；当归尾补血活血通络；桃仁、红花活血破瘀；赤芍、川芎活血行滞；地龙通经活络，力专善走。合之共奏补气活血通络之功。

【按语】本方为益气活血之代表方，又为治疗中风后遗症常用方，临床用半身不遂，口眼㖞斜，舌暗淡，苔白，脉缓无力为辨证要点。本方证以正气亏虚为主，故生黄芪用量宜重，可从 30～60 g 开始，逐渐增加；祛瘀药宜轻。偏寒者，加熟附片，以温经散寒；脾胃虚弱者，加党参、白术，以补气健脾；痰多者，加制半夏、天竺黄，以化痰；语言不利者，加石菖蒲、郁金、远志，以开窍化痰。用于各种急性、闭塞性、缺血性脑血管病（如脑血栓形成、脑栓塞、脑血管痉挛和中风后遗症），缺血性中风，脑血管病后遗症，坐骨神经痛，硬脑膜下血肿，外周神经损伤，帕金森氏综合征，小儿麻痹后遗症，冠心病，其他原因所致半身瘫痪、截瘫，或上肢或下肢痿软属气虚血瘀者。

复元活血汤

【来源】《医学发明》

【组成】柴胡、栝楼根、当归、红花、甘草、穿山甲、大黄、桃仁。

【功能】活血化瘀，疏肝通络。

【主治】跌打损伤、瘀血阻滞证。胁肋瘀肿，痛不可忍。

【方解】方中重用大黄逐瘀通经，柴胡疏肝行气，引药入肝经，二者合用一升一降，攻散胁下瘀滞；桃仁、红花活血消瘀、消肿止痛；当归补血活血，穿山甲破瘀通络，消肿散结；栝楼根能入血分助诸药消瘀散结，又可清热消肿；甘草缓急止痛，调和诸药。诸药配伍，使瘀祛新生，气行络通，胁痛自平。

【按语】本方以跌打损伤、瘀血留滞于胁下、疼痛拒按、固定性痛、气机阻滞所致为辨证要点。现代常用于治疗肋间神经痛、肋软骨炎、外伤骨折等血瘀气滞者。因方中大黄用量偏重，故药后当微利，以利为度，得利痛减，不必尽剂，免伤正气。孕妇忌用。若疼痛较甚者，加三七粉，或酌加郁金、乳香、没药等，以增强活血祛瘀止痛之效；若气滞较甚者，加木香、青皮、陈皮之属以助行气；若肿硬如石，皮色红紫，体温增高者，加赤芍、牡丹皮、紫草等有助于凉血消肿。

七厘散

【来源】《同寿录》。

【组成】朱砂、麝香、冰片、乳香、红花、没药、血竭、儿茶。

【功能】散瘀消肿，定痛止血。

【主治】跌打损伤，筋断骨折之瘀血肿痛。

【方解】本方重用血竭，活血散瘀止痛，收敛止血；红花活血祛瘀；乳香、没药祛瘀行气，消肿止痛；麝香、冰片辛香走窜；儿茶凉涩，收敛止血，以治疮痈；朱砂定惊安神，清热解毒。诸药合用，共奏散瘀消肿、定痛止血之功。

【按语】本方以外伤出血、伤处皮肤青红紫斑、肿胀刺痛、活动受限，或筋断骨折、疼痛剧烈、舌紫暗脉涩或弦为辨证要点。现代常用本方治疗跌打损伤、刀伤、骨折出血、外伤软组织肿痛、烧伤、烫伤、腱鞘囊肿、慢性风湿性关节炎、血尿、带状疱疹、痔疮、褥疮、小儿秋季腹泻、冠心病、心肌炎、慢性肝炎、乳汁不下等。本品香窜走泄、行气祛瘀，不宜久服多服；因又能耗气堕胎，孕妇禁服。

失笑散

【来源】《太平惠民和剂局方》。

【组成】蒲黄、五灵脂。

【功能】活血祛瘀，散结止痛。

【主治】瘀血疼痛证。

【方解】方中五灵脂苦咸甘温，入肝经血分，擅通利血脉、散瘀止痛；蒲黄甘平，炒用并能止血。二者相须为用，化瘀散结止痛。

【按语】本方以瘀血积滞作痛、舌质暗红有瘀点、脉涩为辨证要点。现代常用本方治疗上消化道出血、冠心病心绞痛、十二指肠壅滞症、子宫肌瘤、痛经、产后腹痛、崩漏、子宫内膜异位症、脱发、血尿、耳聋等。如见血瘀明显，加当归、川芎、桃仁、红花；气滞，加香附、郁金，或合金铃子散；兼寒可加当归、艾叶；痛甚，加乳香、没药；治上消化道出血，加三七、白及、大黄；治胸痹心痛，加党参、黄芪。胃气虚弱者慎用，孕妇禁服。现代药理研究证实，本方具有降血压、镇静、提高耐缺氧能力作用，具有对抗垂体后叶素引起的急性心肌缺血作用。

破血红花散

【来源】《银海精微》。

【组成】当归梢、赤芍、苏木、红花、川芎、枳壳、黄芪、黄连、栀子、连翘、升麻、大黄、紫苏叶、白芷、薄荷。

【功能】活血化瘀，清热祛风。

【主治】气滞血瘀，风热壅阻，血翳包睛，赤脉下垂，目赤疼痛；或黑翳如珠，蟹睛疼痛或室女逆经，目赤肿痛。

【方解】方中当归梢、赤芍、苏木、红花活血消瘀；川芎、枳壳、黄芪行气补气，气行则瘀自除；黄连、栀子、连翘、升麻清热泻火解毒；大黄逐瘀活血，通便泻火；紫苏叶、白芷、薄荷辛散向上引药上行；川芎还可祛风止痛。合之则瘀滞消，风热清，诸症可除。

【按语】本方在《银海精微》中主治有三：首先是血翳包睛类；其次是黑翳如珠类；三是室女逆经类。其共同病机，皆有气滞血瘀与风热壅阻，故均可用本方治疗，但临证用于角膜血管翳者居多。

破血汤

【来源】《秘传眼科纂要》。

【组成】北寄奴、红花、苏木、赤芍、牡丹皮、生地黄、菊花、桔梗、甘草。

【功能】破血化瘀，清热凉血。

【主治】血瘀眼病，血灌瞳神，眼底出血，眼组织损伤。

【方解】方中北寄奴、红花、苏木破血化瘀；赤芍、牡丹皮、生地黄清热凉血止血；菊花清利头目，桔梗载药上行，直达病所；甘草调和诸药。

【按语】《秘传眼科纂要》记载本方适用于眼目击伤，红肿，凝血疼痛之症，本方以破血为主，但又兼凉血止血作用，意在破血而不出血，止血又不留瘀。若出血，加血竭；肿甚，加赤小豆；祛翳，加海螵蛸、秦皮、决明子等。

归芍红花散

【来源】《审视瑶函》。

【组成】当归、赤芍、红花、栀子、黄芩、大黄、白芷、连翘、防风、生地黄、甘草。

【功能】祛风清热，活血化瘀。

【主治】血瘀热壅，胞睑肿硬，椒疮颗粒累累，目赤疼痛。

【方解】方中当归、赤芍、红花活血散瘀；栀子、黄芩、甘草清热解毒；大黄通便泻火；白芷、连翘、防风散结消滞；生地黄凉血退赤。合之为活血散瘀、清热泻火之方。

【按语】《审视瑶函》曰："血滞脾家火，胞上起热疮，泪多并赤肿，沙擦最难当。或疼兼又痒，甚不便开张，可恶愚顽者，全凭出血良。目睛惟仗血，血损目无光，轻时须善逐，重开过则伤，胞间红素累，风热是椒疮……若初治不可轻为开导，过治恐有损也，不如谨始为妙，宜服归芍红花散。"现代常用于治疗沙眼、沙眼角膜血管翳及沙眼性角膜炎、春季结膜炎、慢性滤泡性角结膜炎、结节性巩膜炎、眼外伤等眼病，属于风热相搏、血滞瘀结者。

二、利水渗湿剂

本类方剂以祛湿利水药物组成，具有通利小便、祛湿清热之作用，用以祛除体内停积的水湿，并消除其病因。湿邪为患，有内湿和外湿之不同。外湿每因身体虚弱，淋雨涉水，久处湿地，湿由外侵所致；内湿多因恣食生冷，嗜酒好茶，脾失健运，中阳受损而成。因湿邪所在部位及寒化、热化之不同，所以在临床应用时，又将其分为清热利湿、利水渗湿、温化水湿及祛风胜湿等法。湿邪重浊黏腻，得病后往往病程较长，因此对于一些缠绵难愈的眼病，亦常加用祛湿药物治疗。风能胜湿，因此在祛湿利水方剂中多加用散风之药。祛湿利水之药，容易耗伤人体津液，凡水湿兼阴虚津亏，或孕妇兼有水湿之证者，应当慎用，如必须应用时，亦应妥善配伍使用。

五苓散（附方：四苓散）

【来源】《伤寒论》。

【组成】猪苓（去皮）、白术、茯苓、泽泻、桂枝（去皮）。

【功能】化气利水，健脾祛湿。

【主治】

1. 蓄水证。

2. 痰饮。

3. 水湿内停。

【方解】方中茯苓、猪苓、泽泻能导水下行；白术健脾燥湿，桂枝化气行水，与白术同用，健脾温化行水作用尤为显著。共奏化气利水、健脾祛湿之作用。

【按语】本方以渴欲饮水，小便不利，小腹胀满，苔白为辨证要点。现代常用于治疗肾炎、肝硬化所引发的水肿，以及急性肠炎、脑积水、尿潴留、耳源性眩晕、脑水肿等属水湿内盛者。若水肿兼有表证者，可与越婢汤合用；泄泻偏于热者，须去桂枝，加车前子、黄连；水湿壅盛者，可与五皮散并用。

湿热者禁用。现代药理研究证实，本方对健康人、正常小鼠和家兔均无利尿功效，但当有代谢障碍时，给予五苓散后利尿作用显著，并能改善局限性水肿。五苓散可以改善全身状况，缓解由于渗透压上升而尿量减少的状况，能恢复机体对细菌的抑制力。

【附方】四苓散（《丹溪心法》卷二）：由茯苓（去皮）、猪苓（去皮）、白术、泽泻各等分组成，共为细末。本方以大便溏泄、小便短少，兼有疲乏无力、舌苔白腻为辨证要点。现代常用于治疗肾炎、心源性水肿、尿潴留、湿疹、天疱疮、疮疡，又可治疗眩晕、视网膜病变。

猪苓汤

【来源】《伤寒论》。

【组成】猪苓、茯苓、泽泻、阿胶、滑石。

【功能】利水渗湿，养阴清热。

【主治】水热互结伤阴证。

【方解】方中猪苓入肾与膀胱经，专以淡渗利水；泽泻、茯苓利水渗湿，且泽泻可泄热，茯苓健脾利湿；阿胶滋阴止血，防诸药利水过重伤阴；滑石清热利水。诸药配伍，利水渗湿，养阴清热。

【按语】本方以小便不利，渴欲饮水，发热，小腹胀满为辨证要点。现代常用于治疗泌尿系感染、肾炎或肝硬化腹水属于阴虚小便不利者。若治热淋，加萹蓄、瞿麦、车前草；兼心烦失眠者，加栀子、琥珀；尿中带血者，加小蓟、白茅根、大蓟。若邪热炽盛，汗出过多，而见口渴尿少，小便不利者，此为热邪伤津所致，当以清热保津为主，不宜使用本方。

附方：猪苓散

【来源】《审视瑶函》。

【组成】猪苓、木通、萹蓄、滑石、车前子、苍术、枸杞子、大黄、栀子。

【功能】利湿清热。

【主治】湿热内障，云雾移睛，眼前黑影飘动。

【方解】方中猪苓、木通、萹蓄、滑石、车前子利湿清热；苍术苦温燥湿；大黄、栀子通利泻下，除下焦湿热。《审视瑶函》认为，本证乃肾弱不能济肝木，故用枸杞子补肾。

【按语】本方即《秘传眼科龙木论》猪苓汤加味而成。本方所治之证主要为水热互结，内热伤阴所引起之诸证。因其有利水清热育阴作用，故眼科用来治疗因湿热阴亏所致之视瞻昏渺，黄斑区有水肿或渗出。由于水热互结，故黄斑出现水肿；火热煎灼津液，故水湿凝聚成块而变为渗出。二苓有健脾之作用，与泽泻同用，使湿从水道而解；滑石清热利水，滑利水道；阿胶育阴，使利水而不伤阴液。其辨证要点在于小便不利，渴欲饮水，心烦不得眠，或小腹胀满作痛。除治疗中心性浆液性脉络膜视网膜病变外，亦可用其治疗视网膜脱离、视网膜下有积液者，为加强其利水作用，可于方中加入车前子、女贞子、生地黄、菊花等以养阴利水明目。

五皮饮

【来源】《中藏经》。

【组成】桑白皮、生姜皮、大腹皮、茯苓皮、陈皮。

【功能】健脾化湿，理气消肿。

【主治】水停气滞之皮水证。

【方解】五皮饮利水消肿，为治疗脾虚水肿的通用方剂。方中陈皮、茯苓皮理气健脾渗湿，桑白皮宣肺利水，大腹皮消胀化湿，生姜皮辛散行水。桑白皮在方中虽不为主药，但将桑白皮煎剂给家兔口服，其利尿作用较茯苓皮还要显著，而其他药则没有显示出有利尿作用，因此其利尿作用主要来自桑白皮和茯苓皮。

【按语】本方有健脾消肿的作用。水肿多由脾虚不能运化水湿，以致水邪停蓄为患，故《素问·至真要大论》曰："诸湿肿满，皆属于脾。"治疗水肿可从两个方面入手：一是健脾以御水邪之泛滥；二是疏通水通，使水有出路。本方即集两者作用于一体，故可治疗各种水肿病。现代多用于治疗心源性水肿、肾炎水肿、妊娠水肿等属脾虚湿盛者。如外感风寒，腰以上肿者，加紫苏叶、防风、荆芥、秦艽；湿热下渗，腰以下肿，加赤茯苓、赤小豆、防己；寒湿内旺，形寒惧冷者，加干姜、肉桂；水湿较甚者，与五苓散同用。

三仁汤

【来源】《温病条辨》。

【组成】杏仁、薏苡仁、白蔻仁、半夏、厚朴、滑石、通草、淡竹叶。

【功能】化湿畅中，清热利湿。

【主治】湿热眼病，目赤疼痛，黑睛翳障，瞳神紧小，或视网膜水肿。

【方解】方中杏仁宣肺除湿，薏苡仁健脾运湿，白蔻仁醒脾化湿，半夏、厚朴苦温燥湿，滑石、通草、淡竹叶清热利湿。湿邪清，热邪无以依恋，则达到湿祛热清的目的。

【按语】本方以身体疼痛，头痛恶寒，胸闷不饥，苔白不渴为辨证要点。现代常用于治疗肾盂肾炎、胃肠炎、肠伤寒等，还用于治疗急性高山反应。若寒热往来者，可加青蒿、草果；若湿温初起，卫分症状较著者，可加藿香、香薷；淋证、痹证、水肿等属湿热者，皆可酌情加减用之。阴亏津少，或阴虚发热者，忌用；湿温病热重于湿者，慎用。

防己黄芪汤

【来源】《金匮要略》。

【组成】防己、甘草、白术、黄芪、生姜、大枣。

【功能】益气祛风，健脾利水。

【主治】表虚之风水或风湿。汗出恶风，身重而肿，或肢节疼痛，小便不利，舌淡苔白，脉浮。

【方解】防己祛风胜湿以止痛，黄芪益气固表而利水，二药相使而用，祛风除湿而不伤正，益气固表而不恋邪；白术补气健脾除湿；生姜辛散祛风除湿；大枣补脾益气；甘草益气和中，调和诸药。

【按语】本方以汗出恶风，小便不利，苔白脉浮为辨证要点。现代常用于治疗慢性肾小球肾炎、心脏性水肿、风湿性关节炎等属表虚湿盛者。若兼腹痛者，宜加白芍；水湿偏盛，腰膝肿者，宜加茯苓、泽泻；喘者，宜加麻黄；冲气上逆者，宜加桂枝；下有陈寒者，加细辛。服用本方，当"温令微汗"；水肿实证者慎用。

防己茯苓汤

【来源】《金匮要略》。

【组成】防己、黄芪、桂枝、茯苓、甘草。

【功能】利水消肿，益气通阳。

【主治】卫阳不足之皮水。四肢肿，水气在皮肤中，四肢聂聂动者。

【方解】防己与黄芪相配，走表祛湿利水；桂枝与茯苓相配，通阳化气利水；甘草益气和中，调和诸药。

【按语】本方以四肢浮肿，按之没指，小便不利，或肌肉颤动为辨证要点，临床上常用于水肿、臌胀、肌肉颤动、肥胖、泄泻等疾病。若损伤脾阳，以致水泻，宜加车前子、陈皮；若脾阳虚而致肌肉颤动，加附子、白术温阳健脾；若肝硬化腹水属脾肾阳虚者，处方合加味肾气丸。

甘露消毒丹

【来源】《温病经纬》。

【组成】豆蔻仁、藿香、石菖蒲、薄荷、黄芩、连翘、射干、滑石、木通、茵陈、贝母。

【功能】芳化湿浊，清热解毒。

【主治】湿热为患，黑睛雾浊，视网膜水肿，视瞻昏渺。

【方解】方中蔻仁、藿香、石菖蒲、薄荷芳化湿浊；黄芩、黄连、射干清热解毒；滑石、木通、茵陈利湿清热；贝母清化痰湿。合之为化湿浊、解热毒之方。

【按语】甘露消毒丹为王孟英创制的治疗湿温病的一个主要方剂，用于治疗湿热交阻，留恋气分、气机不利、清浊混淆所引起的一系列证候，现代临床应用于急性肠胃炎、黄疸性传染性肝炎、钩端螺旋体病、胆囊炎，眼科多用于湿热交阻引起之各种眼病。

苓桂术甘汤

【来源】《伤寒论》。

【组成】茯苓、桂枝（去皮）、白术、炙甘草。

【功能】温阳化气，健脾利水。

【主治】中阳不足之痰饮。胸胁支满，目眩心悸，或短气而咳，舌苔白滑，脉沉滑或沉紧。

【方解】方中茯苓补脾渗湿，一药兼具两种作用，故重用为主药。然水湿之聚，多由阳气不足，气化不行，故辅以桂枝温阳化气。白术、甘草培补中宫，俾中焦健运，自然能够运化水湿。诸药共奏健脾渗湿、温化痰湿之功。

【按语】本方以胸胁支满、头晕目眩、心下悸为辨证要点。咳嗽痰多者，加半夏、陈皮以燥化湿；心下痞或腹中有水声者，可加枳实、生姜消痰散水；头晕目眩较重者，可加泽泻；若头面有烘热之象，可加白薇；若血压偏高，可加红花、茜草、益母草、牛膝；若脉见结代，则减去白术而加五味子；若湿痰作咳，则减去白术而加薏米；若见惊悸不安的，可加龙骨、牡蛎。

苓泽茱萸汤

【来源】《眼科临证录》。

【组成】茯苓、泽泻、吴茱萸、党参、桂枝、炙甘草、白术、干姜。

【功能】祛湿利水，温胃止呕，止头痛。

【主治】适用于脾胃虚寒，饮邪上逆而致之绿风内障兼有头痛、呕吐而渴欲思饮者。

【方解】方中茯苓淡渗逐湿；白术健脾燥湿；泽泻祛湿而泄热；桂枝通阳利水；炙甘草补中；吴茱萸主胃寒呕吐，兼治厥阴头痛；党参甘温补脾益气；干姜温中散寒可治疗脾胃虚寒。诸药合用，共奏温中散寒、利水止呕之功。

【按语】绿风内障即现代医学所说的急性闭角型青光眼，病情急，变化快，为一种严重的致盲眼病。其病因也比较复杂，但大多与情志刺激有关。本方可治主要由肝失温养，寒邪犯胃，致使饮邪上逆，阻滞肝络，导致神水郁滞而成的青光眼。苓泽茱萸汤系陆南山教授从《伤寒论》吴茱萸汤合苓桂术甘汤变化而来，主治肝胃虚寒、饮邪上逆所致之急性闭角型青光眼。以吴茱萸汤温胃降逆，止厥阴头痛；苓桂术甘汤温胃蠲饮，健脾祛湿；合泽泻之利水泄热，以解除神水之郁滞。其辨证要点除眼部症状外，全身必兼有头痛，四肢不温，呕吐，其呕吐物为清冷涎沫，渴欲思饮。若发热烦躁，头痛，口苦，恶心呕吐，脉弦数，属肝胆风火上扰者，则非本方所宜。

三、活血利水剂

本类方剂以活血祛瘀、利水渗湿药物组成，具有祛湿利水、活血化瘀之作用，用以祛除体内瘀血、痰湿或四肢水肿，并消除其病因。《素问·经脉别论》曰："饮入于胃，游溢精气，上输于脾，脾气散精。"说明津液来源于饮食水谷。《灵枢·决气》曰："中焦受气取汁，变化而赤，是谓血。"阐释了血亦源于饮食水谷，正如"津血同源"。而当"血不利"时，则既可成为病理产物血瘀，亦可为致病因素瘀血；"水"多时可发于肌肤水肿，少时则为痰、湿、饮等病理产物。所以在临床治疗时，需行气、活血、利水同治。

当归芍药散

【来源】《金匮要略》。

【组成】当归（归尾）、芍药、川芎、白术、茯苓、泽泻。

【功能】养血活血，化湿利水。

【主治】适用广泛，妇科疾病之脾虚血瘀型痛经、湿热瘀毒所致的盆腔胞脉瘀滞、痰瘀互结所致的癥瘕；内科疾病之瘀血水停臌胀，脾肾虚弱、后有瘀血的小儿水肿；五官疾病适用于微创黄斑前膜联合内界膜剥离术后黄斑水肿等。

【方解】方中川芎、芍药、当归入血分，能够疏肝、养血和血；而泽泻、茯苓和白术入气分，具有利水及健脾化湿的疗效。全方共奏养血活血、化湿利水之功。

【按语】该方以血虚为基本病机，表现出的证候有疲惫乏力、视物不清、眼睑发白、脉细等；其次是血瘀，表现出的证候有腹痛、以小腿为主的皮肤脱屑等；再者是水湿内停，可见头晕、心悸、小便不利、脉沉等。黄斑水肿属中医视瞻昏渺范畴，本病病因复杂，但本病总属因肝脾肾功能失调，痰瘀互结，水湿内停所致。当归芍药散整个处方具有比较明显的养血活血、健脾行水的药效，从而加速黄斑水肿消退。

桂枝茯苓丸

【来源】《金匮要略》。

【组成】桂枝、茯苓、牡丹皮、桃仁、芍药。

【功能】温通经脉，化瘀利水，缓消癥块。

【主治】妇女少腹素有癥块，按之痛，腹挛急，漏血不止，脉涩者，或妇女血瘀经闭，或经停腹痛，或难产，或胞衣不下，或死胎不下，或产后恶露不尽而腹痛拒按者。

【方解】桂枝温通血脉以散瘀滞留，桃仁活血化瘀，二药合用温通行血之功倍增；牡丹皮清热凉血退久瘀之热；芍药不仅散瘀血还可缓急止痛；茯苓健脾渗湿，扶助正气，而以白蜜炼为丸剂，缓诸药峻猛之力。诸药合用，共奏温通经脉，化瘀利水，缓消癥块之功。

【按语】本方以腹部刺痛拒按或触及包块、下血紫暗有块、舌紫暗有瘀、脉沉涩为辨证要点。起初用于治疗妇女妊娠期血瘀癥积，妇女妊娠期间不宜攻伐太过，因此该方"炼蜜为丸"以峻药缓攻。江苏名中医黄煌将桂枝茯苓丸誉为"东方的阿司匹林"，因此该方可广泛应用于血瘀证所致的妇科疾病、乳腺、甲状腺疾病、肾病、内分泌疾病、皮肤疾病等多种疾病。

当归贝母苦参丸

【来源】《金匮要略》。

【组成】当归、贝母、苦参。

【功能】清热散结、燥湿解毒、养血化瘀、润燥解郁。

【主治】妊娠小便淋沥涩痛者。

【方解】当归养肝活血行疏泄；贝母清热散结，且能开宣肺气，寓提壶揭盖之意；苦参清利湿热而行窍道。

【按语】当归贝母苦参丸原方仅"妊娠小便难，饮食如故"九个字描述其用方症状，因此该方阐释众说纷纭。但综合古今医家阐释总以血虚热郁，湿热内蕴，血瘀内结为基本病机，国医大师段亚亭教授将本方加减后常用于妊娠小便淋沥涩痛、男子前列腺炎、小便不利、泌尿系感染、慢性咳嗽、湿疹等病机属湿热内蕴、血虚热郁、血瘀内结者。

大黄甘遂汤

【来源】《金匮要略》。

【组成】大黄、甘遂、阿胶。

【功能】破瘀逐水，养血扶正。

【主治】妇人产后，水与血结于血室，少腹满如敦状。

【方解】本方以大黄破血逐瘀，甘遂攻逐水邪；然产后多虚，攻伐太过易伤阴血，故佐以阿胶滋阴养血，使攻邪而不伤正。

【按语】本方以小腹胀大硬满，小便难，舌质紫暗，脉沉涩为辨证要点，用于治疗胎盘滞留、子宫瘀血不去、闭经、急性盆腔炎、癃闭、鼓胀、肝硬化腹水等。本方攻伐之力虽不及陷胸汤、十枣汤凶猛，然体虚、孕妇需慎用。

鳖甲煎丸

【来源】《金匮要略》。

【组成】鳖甲、射干、黄芩、鼠妇、干姜、大黄、桂枝、石韦、厚朴、瞿麦、凌霄花、阿胶、柴胡、蜣螂、芍药、牡丹、䗪虫、蜂窠、赤硝、桃仁、人参、半夏、葶苈子。

【功能】行气活血，祛湿化痰，软坚散结。

【主治】顽疾日久不愈，胁下痞硬成块，结成癥母。以及癥积结于胁下，推之不移，腹中疼痛，肌肉消瘦，饮食减半，时有寒热。

【方解】方中鳖甲、赤硝可软坚散结；大黄、䗪虫、蜣螂、鼠妇为强效攻逐之品，以助破血消癥之功；柴胡、黄芩、白芍和解少阳而入肝经；厚朴、射干、葶苈子、半夏行气散瘀；干姜、桂枝温中，与黄芩相合，辛开苦降而调寒热；人参、阿胶补气养血；桃仁、凌霄花、蜂窠、牡丹活血化瘀；石韦利水祛湿。诸药合用，攻补兼施，寒温并用，对癥瘕积聚，有攻邪不伤正的作用。

【按语】本方以腹部癥瘕、痛处固定、按之坚硬为辨证要点，现今常用于肝硬化、原发性肝癌、腹腔肿瘤等。癥瘕形成非一日之功，故治疗之期长，其病机多由正虚邪实，寒热错杂，痰湿血瘀，胶着难解，成为肿瘤。纵观本方，攻补兼施，行气活血，祛湿化痰，软坚散结，是以扶正驱邪，化积消癥。

苇茎汤

【来源】《金匮要略》。

【组成】苇茎、薏苡仁、冬瓜子、桃仁。

【功能】清肺化痰，逐瘀排脓。

【主治】苇茎清肺生津，泻热除痰；薏苡仁甘淡微寒，上清肺热而排脓，下利肠胃而渗湿；桃仁活血化瘀，泻血分之热毒；冬瓜子消痈排脓，且有醒脾涤痰之功。诸药合用，共奏清热化痰、逐瘀排脓之效。

【按语】本方为治肺痈的常用方剂，不论肺痈之将成或已成，均可使用本方。本方清上畅下，可使痰瘀由大便而出，瘀去则痈消。临床应用以胸痛、咳嗽、吐腥臭痰或吐脓血、舌红苔黄腻、脉数为辨证要点。

薏苡仁汤

【来源】《证治准绳·疡医》。

【组成】薏苡仁、瓜蒌子、牡丹皮、桃仁。

【功能】利水润肠，活血止痛。

【主治】肠痈初起，妇女产后、月经前后腹痛，辨证为血瘀湿滞留者。

【方解】薏苡仁健脾利水渗湿，瓜蒌子润肠通便，牡丹皮活血凉血，与桃仁合用破血逐瘀，使瘀血从肠中排出。

【按语】本方较常用于肠痈初起，脓未成而正气未伤者；该方适用于热象不显，肿胀不甚，以右少腹疼痛，痛有定位，苔腻等，病理因素以血瘀、水停为主。临床若有肠痈初起，热象、肿胀较为明显，病理因素以热、瘀为主，则去薏苡仁，加大黄、芒硝。

蒲灰散

【来源】《金匮要略》。

【组成】蒲黄、滑石。

【功能】养血活血，化湿利水。

【主治】下焦湿热兼有瘀血。

【方解】蒲黄凉血消瘀，通利小便；滑石清利湿热。二药共奏凉血化瘀、利窍泄热之功。

【按语】蒲灰散用药精简，蒲黄与滑石两药具有利水祛湿化痰瘀的作用。主要适用于热淋；与通关丸合用加减治疗慢性肾小球肾炎血尿；与黄芪桂枝五物汤合用治疗痛风间隙期。

桂苓汤

【来源】《仁斋直指方》。

【组成】桂枝、茯苓、当归、川芎、赤芍、莪术、三棱、槟榔、苍术、桑白皮、大腹皮、瞿麦穗、青皮、陈皮、甘草、葶苈子、大黄、生姜。

【功能】破血逐瘀，破气逐水。

【主治】血分水饮，经脉不行，血化为水，四肢红肿。

【方解】当归、川芎、赤芍药养血活血调经；三棱、莪术、大黄破血逐瘀以入血分；槟榔、大腹皮、青皮、陈皮理气破积入气分；茯苓、苍术、甘草健脾燥湿入中焦；桑白皮、葶苈子入肺经，泻肺行水，行上焦；桂枝通阳化气以行水；瞿麦穗利尿通淋通下焦。全方气、血、水皆调，上、中、下三焦皆治，发挥破血逐瘀、破气逐水的作用。

【按语】本方主治血分前证，是活血利水治疗水肿的有效方之一。

调荣散

【来源】《陈素庵妇科补解》。

【组成】当归、川芎、赤芍、生地黄、牡丹皮、滑石、栀子、瞿麦、红花、香附、阿胶、淡竹叶、陈皮、甘草。

【功能】清热行血，祛瘀利水。

【主治】产后淋证，有热邪搏血流渗膀胱中，血随小便而出，名曰血淋；更有污血阻滞，溺窍不通，亦致淋沥，亦名血淋。

【方解】全方以四物汤为基础方，产后热邪血瘀盘踞于下焦，将四物汤中白芍改为赤芍以凉血散瘀，熟地黄改为生地黄以滋阴清热；牡丹皮、红花、阿胶补血活血入血分；香附、陈皮疏肝健脾理气和中入气分；瞿麦破血通经，清久瘀之血；滑石、淡竹叶性寒，可利尿通淋使瘀血从溺窍而出；甘草调和诸药。

椒仁丸

【来源】《全生指迷方》。

【组成】五灵脂、吴茱萸、延胡索、甘遂、石膏、千金子、胆矾、芫花、郁李仁、附子、木香、黑牵牛、白矾。

【功能】活血祛瘀，利水消肿。

【主治】水肿，身体及髀股胕皆肿，环脐而痛，不可动，动之为水，亦名伏梁；石水，腹中如鼓，按之坚硬，腹中时痛，始起于目下微肿，时喘，小便不利，四肢瘦削，其脉自沉，大便利则逆；因经水断绝后致四肢面目浮肿，小便不通，名曰血分，水化为血，血不通则为水矣。

【方解】本方五灵脂、千金子活血祛瘀、逐水消肿，入血分行血、逐水湿消水肿；吴茱萸、延胡索合用温中行气，利水燥湿；石膏收湿，《别录》中记载胆矾可散癥积；甘遂、芫花泄水逐饮；郁李仁利水通便，使水饮瘀毒之邪由大便而出；附子作用一则辛温防止石膏、胆矾过于寒热，二则散寒止痛，温通全身血脉。诸药合用，共奏活血祛瘀、利水消肿之效。

【按语】治血分椒仁丸（《外科发挥》卷五）。《女科撮要》曰："此方药虽峻利，所用不多，若畏而不服，有养病害身之患，常治虚弱之人亦未见其有误也。"如妇人血分，去木香，加斑蝥、蚖青各30枚（去头足翅），炒当归半两。《济阴》按：血既化为水，则以利水为先，而行血温血，开结破气，又不可少。然非峻利悍之物不可，故又佐以大毒之药。

茵陈蒿汤

【来源】《伤寒论》。

【组成】茵陈蒿、栀子、大黄。

【功能】清热，利湿，退黄。

【主治】

1. 阳明病，发热汗出者，此为热越，不能发黄也。但头汗出，身无汗，剂颈而还，小便不利，渴引水浆者。

2. 谷疸之为病，寒热不食，食即头眩，心胸不安，久久发黄为谷疸。

【方解】本方中茵陈蒿利湿退黄，疏肝利胆，为治疗黄疸之要药；栀子清热泻火，通利三焦，使小便得通；大黄泻热逐瘀，通利大便，使湿热由大便而泻。三药合用，精简力专，利湿、逐瘀、泻热通用，二便通利，前后分消，湿热得行，瘀热得下。

【按语】湿热之邪上不得宣，中不得化，下不得泻。郁蒸于内，熏蒸肝胆，故胆热液泄，逆流入血，气滞血瘀，脉络瘀阻，结于血分，泛溢肌肤而发黄。若兼往来寒热，胸胁苦满，口苦呕恶者，加柴胡、黄芩、半夏、生姜以和解少阳，和胃降逆；如兼有恶寒、身痛、无汗等症，可加麻黄、杏仁、连翘以解表散邪；若黄疸较重、热势较甚者，可加大青叶、板蓝根、黄芩、虎杖、白茅根等以除热退黄；如胁痛较重者，可加郁金、川楝子、延胡索等，以疏肝行气止痛；如湿热黄疸，病情恶化，出现高热，烦躁，甚则神志不清、抽搐、出血等，属热毒内陷，可加牛黄、牡丹皮、赤芍、郁金、黄连、羚羊角等以凉血解毒。

大黄硝石汤

【来源】《伤寒论》。

【组成】大黄、黄柏、栀子、芒硝。

【功能】通腑泄热，苦寒通下。

【主治】黄疸腹满，小便不利而赤，自汗出，此为表和里实。

【方解】方中大黄苦寒而性善走，气味俱浓，入于阳明胃腑，大泻阳邪内结而荡涤肠胃结热；芒硝咸寒，入于手足阳明经，本于咸而性趋下，能荡涤三焦肠胃结热，除五脏积聚，破坚积热结痞块；黄柏苦寒而燥，且入于足少阴经，善清下焦湿热且不伤阴，为三阴湿热之专药。栀子苦寒而入血分，且其性屈曲下行，善清胃脘血分结热，故能解三焦之郁火及小肠瘀热从小便而出。

【按语】本方在《脉经》名"大黄黄柏栀子芒硝汤"，针对"内热成实"而用。若内热未实，虽小便不利而赤，无腹满痛、大便秘结之证，不可用。以指探查黄疸之轻重，重按病者之胸胁骨间，放指后黄散迹白，而忽黄者，轻证也，易治；按重，黄不少散者，重证也，可用大黄硝石汤加茵陈。

温经汤

【来源】《金匮要略》。

【组成】吴茱萸、当归、川芎、芍药、人参、桂枝、阿胶、生姜、牡丹皮、甘草、半夏、麦冬。

【功能】温经补虚，化瘀止痛。

【主治】主治冲任虚寒、瘀血阻滞证。漏下不止，月经不调；傍晚发热，手心烦热，口唇干燥；小腹胀满，冷痛拘挛。

【方解】方中主药吴茱萸、桂枝温经散寒除湿，通利血脉。辅以当归、川芎、芍药活血祛瘀，养血调经；牡丹皮祛瘀通经，退虚热。佐以阿胶、麦冬养阴润燥而清虚热，止血；人参、炙甘草益气健脾，以资生血之源；半夏通降胃气而散结，以助祛瘀调经；生姜温胃气、助生化。使以甘草调和诸药。全方配伍特点：寒热虚瘀共存，温清补消并用，气血阴阳兼顾，温经散寒以活血，补养冲任以固本，温而不燥，刚柔相济。

【按语】本方出自《金匮要略·妇人杂病脉证并治第二十二》，被称为大温经汤，病机为：①半产后遗，冲任亏虚，瘀血内阻不去；②精亏血虚生热；③虚寒生水饮，体内水饮冲逆；④本有虚寒又感外邪。以血病及水，致经水不利。若寒湿重，重用吴茱萸、桂枝，加乌药、艾叶等；若兼肾阳虚者，加鹿角胶、菟丝子、补骨脂、巴戟天、淫羊藿等；若肝郁者，加制香附、郁金、柴胡等；若血瘀者，重用川芎、牡丹皮，加桃仁、红花、丹参、益母草等；若血虚者，重用当归、阿胶，加熟地黄、白芍等；若阴虚者，重用阿胶、麦冬，加沙参、生地黄等；若气虚者，重用人参，加黄芪、山药、白术等。

利火汤

【来源】《傅青主女科》。

【组成】大黄、白术、茯苓、车前子、王不留行、黄连、栀子、知母、石膏、北刘寄奴。

【功能】清热泻火，活血利湿。

【主治】有妇人带下色黑气腥，腹中痛，阴门发肿，面色发红，口中热渴等症。

【方解】黄连、石膏、栀子、知母寒凉之为品，清热泻火；大黄不仅可清热泻火，且可逐瘀；白术、茯苓健脾渗湿，以防伤害脾土；车前子利水渗湿；王不留行为妇科常用活血通经、利尿通淋之佳品；北刘寄奴通经活血，驱逐瘀滞。全方共奏清热利湿、化瘀止带之功，则热毒湿邪均无潜留之余地，故火热退，湿自除，毒可解，黑带自愈。

【按语】本方因外感邪热，或体内阳盛化火，血热互结，煎灼津液，血热凝结成块，故带下而色黑，傅青主言"带下俱是湿症"，此证火热盛极，治法以泄火为主，火热退而湿自除。《日华子本草》曰其"治心腹痛、下气水胀、血气，通妇人经脉症结"，从用药上亦证明活血可促进水利。

理气散瘀汤

【来源】《傅青主女科》。

【组成】人参、黄芪、当归、茯苓、红花、牡丹皮、姜炭。

【功能】补气升阳，活血散瘀。

【主治】妇人因跌扑损伤，冲任失司，瘀血为阻，损及胞胎，遂致小产，漏下不止，色紫暗，多血块，兼头晕欲绝。

【方解】方中人参、黄芪味甘以补气升清，气旺则摄血；当归、牡丹皮以生血活血，血生则瘀难留；红花、姜炭以活血，血活则瘀可除；茯苓以利水，水利则血归经。

【按语】傅青主用该方治疗妊妇跌扑闪挫，遂致小产，症见血流紫块，昏晕欲绝。运用茯苓，一则消除水饮上犯清窍而致昏晕，二则利水血液运行通畅，瘀血自除。该方用药中可体现水血同治、活血利水。

转气汤

【来源】《傅青主女科》。

【组成】人参、茯苓、白术、当归、白芍、熟地黄、山茱萸、山药、芡实、柴胡、补骨脂。

【功能】补血养肝，活血消肿。

【主治】产后四肢浮肿，寒热往来，胸膈不利，两胁疼痛等症。

【方解】本方以四君四物为底进行加减，人参、白术、茯苓、山药可补气健脾，气行则水行，利水以消肿；当归、熟地黄、白芍补肾生血活血；山茱萸、补骨脂入肾经，补肾填精，滋水涵木以养肝；芡实亦入肾经，且固肾涩经，利水渗湿；柴胡归肝经，疏散少阳，疏肝解郁亦可作为引经药。诸药合用，共奏补血养肝、活血消肿之效。

【按语】本方适用于产后气血大亏，此方皆是补血补精之品，何以名为转气耶？不知气逆由于气虚，出现气喘咳嗽，乃是肝肾之气虚也。补肝肾之精血，即所以补肝肾之气也。盖虚则逆，旺则顺，是补即转也；气血亏虚，血在经脉中运行缓慢，"血不利则为水"，则引起四肢浮肿；寒热往来，是以随气之盛衰而寒热，非真寒实热也；肝血亏虚，不能荣养胸胁，故有隐痛不利之症。全方大补气血，活血以消肿，体现了水血同治产后虚证的理论。

调经散

【来源】《傅青主女科》。

【组成】没药、琥珀、肉桂、当归、赤芍。

【功能】温经散寒，活血利水。

【主治】产后恶露不尽，停留胞络，致令浮肿。

【方解】本方没药味辛、苦，散瘀定痛，消肿生肌；琥珀甘、平，活血利水；肉桂性温，温阳化气；当归、赤芍补血调血。诸药合用，温经以血行，水去肿自消。

【按语】调经散主治妇人产后恶露不净、浮肿，言"若以水气治之，投以甘遂等药误矣"，治宜调经散，将肉桂易桂枝，加姜黄，唐容川谓其"小调经汤"。

当归散

【来源】《三因极一病证方论》。

【组成】当归、木香、茯苓、桂心、槟榔、赤芍、牡丹皮、陈皮、木通、白术、紫苏叶。

【功能】宣肺行水，活血化瘀。

【主治】全身水肿，足胫尤甚，二便不畅，喘急气逆，腿股间冷，口苦舌干，心腹坚胀。

【方解】本方以当归、赤芍、牡丹皮补血活血化瘀；桂心温通经脉，助心行血；茯苓、槟榔、木通可利水渗湿、通利水道；白术健脾益气、培土生金兼具利湿的功效；木香、陈皮行气导滞；同时佐之紫苏叶宣肃肺气，从而令肺气得降，全身气机通畅，气血津液运行如常，诸证自去。

【按语】陈无择论及水肿时曰："肺满则土溢，使阳金沉潜，沉潜则气闭，凝滞则血淖。经络不通，上为喘急，下为肿满。"陈氏认为水病本在肾，末在肺，是由于此二脏皆属阴脏，故能聚水、积水而为病。在当归散方中以当归、赤芍、牡丹皮活血化瘀，疏通凝滞血淖，再加以行气药物，全身气机通畅，气血津液运行如常，诸证自去。

木香流气饮

【来源】《太平惠民和剂局方》。

【组成】木通、肉桂、莪术、草果、石菖蒲、陈皮、木瓜、半夏、藿香、槟榔、大腹皮、丁香皮、紫苏叶、青皮、香附、厚朴、木香、甘草、茯苓、白术、人参、生姜、大枣。

【功能】健脾行气，活血利水。

【主治】诸气痞滞，胸膈胀满，呕吐少食，腹胁刺痛，痰嗽喘急，面目浮肿，忧思太过，怔忡郁结，胸胁胀痛。

【方解】本方中人参、白术、茯苓、甘草四君健脾益气，和中调胃；木香、厚朴、香附、青皮、紫苏叶、丁香皮、大腹皮、槟榔、藿香理气宽中；半夏、木瓜、陈皮、石菖蒲、草果化痰散结行气利湿；莪术、肉桂温通活血化瘀；木通利湿；大枣、生姜调和脾胃。诸药合用，共奏健脾行气、活血利水之功。

【按语】明代龚廷贤评价该方能"调顺荣卫，通行血脉，快利三焦，安和五脏。诸气痞滞不通，胸膈膨胀，口苦咽干，呕吐不食，肩背腹胁走注疼痛，及喘急痰嗽，面目虚浮，四肢肿满，大便秘结，水道赤涩"。现代该方常用于治疗慢性心功能不全、肝硬化腹水、胃肠功能紊乱、反流性食管炎等病属于脾虚气滞者。

参考文献

［1］　吴修红，赵闯，杨东霞，等. 少腹逐瘀汤药理作用及临床应用的研究进展［J］. 中国临床保健杂志，2017，20（5）：612-616.

［2］　吴双，唐方思，赵婷. 中药五苓散类方临床应用进展［J］. 中国医学创新，2021，18（9）：172-175.

［3］　庄晓岩，吕静. 猪苓汤治疗肾系疾病的研究进展［J］. 中国处方药，2022，20（5）：152-154.

［4］　张保国，刘庆芳. 猪苓汤的现代药理研究与临床应用［J］. 中成药，2014，6（8）：1726-1729.

［5］　徐春娟，聂羚. 甘露消毒丹药理研究进展［J］. 光明中医，2010，25（9）：1751-1752.

［6］　黄煌. 黄煌经方使用手册［M］. 北京：中国中医药出版社，2015：61-64.

［7］　肖战说，邹建华，段亚亭. 国医大师段亚亭教授运用当归贝母苦参丸经验［J］. 四川中医，2021，39（8）：4-7.

第三章 活血利水法的临床应用

第一节 活血利水法在内科的临床应用

一、活血利水法治疗心血管疾病

（一）益气活血利水法治疗冠心病慢性心力衰竭

冠心病是心内科常见病，主要是冠状动脉粥样硬化病变引起的血管腔狭窄或者阻塞现象，进而造成心肌缺血、缺氧与坏死，多发于高血压病患者与中老年人，患者发病后会出现压榨痛，对其生活质量有严重影响。心力衰竭是冠心病患者的危重综合征，患者心脏收缩功能出现异常后会导致血液瘀积，进而引起动脉血流灌注不足，患者病情逐渐加重。冠心病慢性心力衰竭是较为复杂的心血管疾病，又称为充血性心力衰竭，是冠心病患者最为严重的阶段，近期存活率相对较低，患者出现呼吸困难及乏力等症状的概率较高，甚至会威胁到其生命安全。中医认为冠心病属于"胸痹喘证"与"胸痹水肿"等范畴，久病耗损阳气，进而导致心脉瘀滞、气血运化不利，心气亏虚是该病的发病基础，主要病理环节为血瘀，病理产物为水饮，以上三种因素互相作用，形成恶性循环，导致患者病情迁延难愈。

临床对冠心病慢性心力衰竭的治疗以药物为主，常规西药虽具有较好的治疗效果，能够对患者心肌的血液循环进行改善，但长期用药会导致患者出现较多不良作用，对病情康复有不利影响。中医病因病机认为该病治疗关键在于活血、益气、利水。患者在常规治疗的基础上加用益气活血利水中药治疗可有效改善患者心力衰竭症状，提高治疗效果，改善患者预后，在改善心功能的同时对慢性心力衰竭患者的心室重构具有较好的抑制效果。

益气活血利水法基本方：黄芪 30 g，党参 30 g，白术 15 g，桂枝 10 g，当归 15 g，陈皮 12 g，茯苓 20 g，泽泻 20 g，川芎 12 g，炙甘草 5 g，以上诸药合用可取得通络利水及益气活血的功效。随症加减：心脾两虚者加龙眼肉 10 g，远志 12 g，茯神 15 g，酸枣仁 10 g；血虚者加白芍 15 g，熟地黄 15 g，阿胶 10 g；阳虚汗出肢冷者加煅牡蛎 10 g，制附片 15 g，煅龙骨 10 g。

心肾阳虚型慢性心力衰竭当以补肾阳，兼以利水、活血为主要治疗原则，方剂组成：干姜 20 g，茯苓 30 g，猪苓 30 g，白芍 20 g，白术 18 g，川芎 18 g，甘草 18 g，桂枝 30 g，附片（先煎）18 g。

（二）益气活血利水法治疗老年射血分数保留心力衰竭

心力衰竭是老年人常见疾病，是多种心血管疾病的最终转归。按照左心室射血分数（left ventricular ejection fraction，LVEF）水平可分为射血分数降低心力衰竭（heart failure with reduced left ventricular ejection fraction，HFrEF）、射血分数保留心力衰竭（heart failure and preserved ejection fraction，HFpEF）以及射血分数中间值的心力衰竭（heart failure with mid-range ejection fraction，HFmrEF）。其中，HFpEF 在老年人中最为常见，占心力衰竭总数的 50% 左右，虽然其具有相对较高的 LVEF 值，但其预后却与 HFrEF 相仿，5 年内死亡率高达 43%。从 HFpEF 的临床表现看，其属于中医"喘病""痰饮""水肿""心悸"等范畴。现代中医对心力衰竭的病因病机认识总体趋于一致，认为心力衰竭基本病机为本虚标实，本虚以气（阳）虚为主，标实以血瘀和水饮为主，此三者为心力衰竭的核心证候。

目前仍缺乏显著降低 HFpEF 患者发病率和死亡率的特异性药物的证据，仅有研究显示螺内酯可通过改善心脏舒张功能，减少心肌纤维化，进而延缓心肌重塑，降低 HFpEF 患者的心力衰竭住院率。然而在临床中，相当数量的老年 HFpEF 患者（尤其是未出现明显水肿症状的患者），往往难以坚持使用螺内酯，进而从中获益。而中医药对心力衰竭引起的喘息、气短、水肿等症状的治疗有一定优势，益气活血利水法是目前治疗心力衰竭最为常用的治法。对于 HFpEF 患者，益气活血利水法的优势在于改善中医证候，螺内酯的优势在于 NTproBNP 水平和住院风险，两者联用能够提高患者活动耐力，实现协同互补、标本兼顾。益气活血利水法联合醛固酮受体拮抗剂是中西医结合治疗 HFpEF 的有效方法。

益气活血利水法方药组成：党参 30 g，黄芪 30 g，丹参 20 g，赤芍 15 g，泽泻 15 g，桂枝 6 g，茯苓 15 g，泽兰 20 g，葶苈子 30 g。重用党参、黄芪，益心气，鼓动气血；丹参、赤芍活血化瘀，防止血液滞留心脉而成瘀；茯苓、泽泻、泽兰、葶苈子则健脾渗湿、利水消肿；桂枝温阳利水。诸药共奏益心气、温心阳、活血利水之功。

（三）益气活血利水法治疗扩张型心肌病

扩张型心肌病是指以左心室扩张为特征，并伴有收缩功能减退的一类心肌病，起病缓慢，患者在病情进展后出现心律失常、心力衰竭等临床症状。随着病情不断进展，患者心功能减弱，其他系统功能也降低，在病情进展后，患者心室肌变薄、心肌细胞坏死，会出现心力衰竭、心律失常等表现，不仅影响患者生活质量，还会威胁患者生命，病死率较高。

西医尚无特异性治疗措施，主要通过强心、利尿、扩血管、干细胞治疗和手术等方法改善患者心力衰竭症状，提高生活质量。中医学根据患者证候，将其归为"心悸""胸痹""饮证"的范畴，但关于其病因病机认识尚不统一，认为其本为脾肾阳虚，标为水饮、瘀血、外邪和痰浊。外邪侵犯心肺，引起心悸；加之心阳不足，运化失调，引起心痛、水肿等。辨证为心肾气虚、血瘀水停，故治疗以益气活血利水为主。

益气活血利水方药物组成：党参 15 g，黄芪 30 g，泽泻 15 g，丹参 10 g，红花 10 g，猪苓 15 g，茯苓 15 g，葶苈子 10 g，桂枝 6 g，甘草 6 g，方中党参有补血生津、补肺益气的功效，现代药理研究显示，其具有增强机体免疫功能，增加心排血量的功能。黄芪是补气的良药，具有益气补中、补气固表的作用。有研究显示，黄芪能够促进心肌细胞的 DNA 合成，促进心肌的修复。泽泻健脾利水；丹参活血祛瘀，清心除烦；红花活血通经，祛瘀止痛；猪苓与茯苓利水渗湿；葶苈子有泻肺降气，祛痰平喘，利水消肿，泄热逐邪的作用；桂枝温通经脉，助阳化气；最后加入甘草，调和诸药，共奏活血利水、温阳益气的功效。益气活血利水方联合曲美他嗪治疗扩张型心肌病心力衰竭，疗效显著，能够明显改善患者心功能，提高免疫功能，且不会增加用药风险。

（四）活血利水化痰除湿法治疗高血压病

高血压是一种常见心血管综合征，是心脑血管病的重要危险因素之一，其以体循环动脉压升高为主要临床表现。血压治疗达标可以有效降低发生心脑肾及血管并发症，降低脑卒中、心脏事件、肾病的发生率。中医古籍中虽无"高血压病"名词的记载，但中医文献中有关"眩晕""头痛""中风"等疾病的表现与现代医学高血压病的表现比较一致，所以中医常把高血压归属到"眩晕""头痛""中风"的范畴。

临床中发现，许多高血压患者既有瘀血内阻证的临床表现，又有痰湿中阻证的临床表现。因此，根据中医异病同治的原则，采用活血利水、化痰除湿法，利水除湿有助活血祛瘀，活血化瘀有助利水除湿，两者相辅相成。在西药规范治疗的基础上，采用活血利水化痰除湿法治疗，在持续控制血压达标、减轻临床症状等方面起到了重要作用。

活血利水化痰除湿法以当归芍药散合半夏白术天麻汤为基本方组成：酒当归 10 g，酒白芍 10 g，川芎 15 g，茯苓 20 g，泽泻 15 g，生白术 15 g，法半夏 9 g，天麻 15 g，猪苓 15 g，桑白皮 15 g，生杜仲 15 g，牛膝 15 g。当归芍药散出自《金匮要略》，它是活血利水的代表方。半夏白术天麻汤出自清代程国彭《医学心悟》，程氏曰："有湿痰壅遏者，书云头旋眼花非天麻、半夏不除是也，半夏白术天麻汤主之。"两方相合加减，以酒当归、酒白芍、川芎、牛膝养血活血；生白术、茯苓、泽泻、猪苓、桑白皮健脾泻肺，除湿利水；法半夏燥湿化痰；天麻息风止眩；生杜仲补肾助阳化气。诸药相合，化痰利水而不伤正，活血而不伤血，脾肾兼顾，共奏活血利水、化痰除湿之效。随症加减：若头晕、头痛等肝火过旺者，加夏枯草15 g，菊花15 g；瘀血加重者，加牡丹皮15 g，泽兰15 g；失眠者，加合欢皮20 g，首乌藤15 g；大便不成形者，加生薏苡仁30 g，葛根30 g；痰重者，加胆南星6 g，旋覆花10 g；湿重者，加车前子15 g，茵陈10 g。

（五）活血利水法治疗高血压病早期肾损害

高血压是临床上常见的内科疾病，具有起病慢、病程长的特点，临床症状一般表现为不明原因的头晕和头痛。随着病情的加重，会引发一系列心血管疾病，严重影响患者的身体健康。原发性高血压是肾功能衰竭最为重要的危险因素，长期高血压可造成心脑肾等靶器官结构和功能的严重损害。研究发现，高血压如病程持续5～10年，就会出现缺血性肾实质损害和血管弹性改变等肾脏病理改变。据报道，高血压造成的肾功能损害高达42％，10％～15％会发展为终末期肾病。

西医临床治疗上对原发性高血压病早期肾损害的治疗主要是有效控制血压，抑制肾损害持续发展。中医学将高血压肾损害归于"眩晕、腰痛"等范畴，认为多因气虚、血瘀、痰饮、水湿导致，治疗应以利水调血、化瘀去浊为主。对原发性高血压所造成的肾损害进行有效治疗，对于降低肾损伤率、原发性高血压患者的病死率，延缓或防止终末期肾病，改善生存质量等方面具有积极的临床意义。

活血利水基本方：黄芪30 g，丹参20 g，车前子10 g，茺蔚子10 g，夏枯草10 g，泽泻10 g。方中丹参行气活血；黄芪利尿消肿，益气活血；泽泻利水渗湿，泄热；茺蔚子活血利水；夏枯草泄热散结；车前子利水渗湿。诸药合用，共奏通脉利水、益气活血之功。现代药理学研究表明，黄芪可降血压、扩张血管，改善肾脏血液循环，增加肾小球供氧；丹参可改善肾功能，延缓慢性肾脏疾病的进展；车前子可促进尿素、尿酸及氯化钠的排泄，具有良好的利尿作用；泽泻可改善尿微量蛋白、尿 β2－MG，从而改善肾功能，并可在一定程度上降低血压；茺蔚子具有良好的降血压、血脂和利尿作用；夏枯草通过降低血管紧张素Ⅱ的含量和增加一氧化氮的含量来降低血压。联合活血利水方与西药用于高血压病早期肾损害，可有效降低高血压患者血压及改善中医证候，有利于防治肾损害，保护肾功能。

二、活血利水法治疗呼吸系统疾病

（一）宁肺活血利水法治疗慢性阻塞性肺疾病并肺动脉高压

慢性阻塞性肺疾病（Chronic obstructive pulmonary disease，COPD）是临床常见的一种慢性进展性呼吸系统病症，病理表现为气流受阻，有着较高发病率和死亡率，以中老年人为主要发病群。肺动脉高压（Pulmonary hypertension，PH）是其常见的心血管并发症，是因长期气流受限致慢性缺氧引起，主要表现为肺血管阻力发展性增高，可致右心负荷增大，影响右心功能，肺部血流减少，进而引起一系列症状，如右心衰竭、肺源性心脏病，是COPD患者预后重要不利因素。传统医学将COPD纳入"肺胀""喘症"等范畴，其病机乃气虚、血瘀、痰阻，为本虚标实病症，再加上该病迁延难愈，久之体虚，病邪入侵，致病情进展，并出现不可逆性。其病虽在肺脏，但可逐步累及脾、肾、心等腑脏，致不良预后。COPD并PH会因久咳、久喘、久哮等病症反复发作，迁延难愈，逐步发展而成。

积极治疗COPD及防止PH产生对改善患者预后有重要意义。当前，临床上以西医治疗为主，能有效改善COPD并PH患者的症状，但无法阻止其病情进展，很难预防疾病反复，且医疗费用昂贵，直接影响到临床疗效和预后。中医药治疗COPD并PH有着独特优势。通过中医药辨证治疗，在常规西医药治疗基础上对患者进行个性化用药，更有针对性改善症状，减少急性发作次数，缩短疗程，标本兼治，提升临床效果。中医认为，COPD并PH治疗应整体治疗，标本兼顾，稳定期COPD可治本；而PH是因低氧、肺血管内皮功能紊乱及炎症反应等导致，其中，肺血管炎症反应直接影响肺脏血管重塑，并加快肺功能恶化，所以，遵循标本兼治原则，注重肺功能改善。该类患者气阳虚弱为本，痰瘀伏肺为标，寒邪侵体为因。病理表现为阳虚阴盛，痰瘀水结，标本互见，虚实相兼。宁肺活血利水法主要归脾、肺、肾、心经，涉及 COPD 并 PH 所有能累及的脏器。

宁肺活血利水方处方组成：黄芪 30 g，党参 15 g，丹参、当归、桑白皮、桃仁、泽泻、红花、桂枝、白术、茯苓各 10 g，甘草 5 g。在稳定期 COPD 并 PH 患者治疗中应用中药宁肺活血利水方可提升临床效果，改善患者的症状，促进肺功能、血气指标转归，且未出现明显的不良反应，有着良好安全性，值得临床应用。

（二）益气活血利水法治疗肺心病

肺心病是慢性肺源性心脏病的简称，肺心病心力衰竭是指各种原因引起肺循环阻力增加，导致肺动脉高压，右心发挥代偿功能克服肺动脉阻力，进而发生右心室肥厚，随着病情进展，肺动脉压持续升高，超过右心代偿能力，右心失代偿则发生右心衰竭，部分可发展为全心衰。慢性肺心病属于中医学"肺胀"范畴。《灵枢·胀论》曰"肺胀者，虚满而喘咳"。隋代《诸病源候论·上气鸣息候》曰："肺主于气，邪乘于肺则肺胀，胀则肺管不利，不利则气理，故上气喘逆，鸣息不通。"明确指出上气鸣息系"胀则肺管不利"即气道阻塞所致。慢性肺心病病程较长，常反复发作，总以气虚为本，多合并阴虚，可发展为阳虚，或阴阳两虚；以血瘀为标，"血不利则为水"，多见瘀水互结。气虚血瘀水停贯穿疾病始终。病机主要为痰、湿、瘀、虚合而为病，其病位以肺心为主，涉及脾肾。

目前西医多采用利尿药、强心药与血管扩张药等药物治疗，虽可在一定程度上改善其血流动力学水平及临床症状，但远期生活质量及存活率不甚理想。中医学治疗本病以整体观念和辨证论治思想对脏腑阴阳进行综合调理，取得较好的疗效。

益气活血利水组方：黄芪 30 g，党参 30 g，地龙 15 g，水蛭 10 g，茯苓 15 g，泽泻 15 g，五味子 10 g，陈皮 10 g，大黄（先煎）5～10 g。随症加减：痰多者加法半夏 10 g，葶苈子 10 g；肺热者加桑白皮 10 g，黄芩 15 g；阴虚者加北沙参 15 g，麦冬 15 g；阳虚者加附子 6～10 g，桂枝 6 g；肾虚者加紫河车 10 g，菟丝子 10 g。方中党参补中气，黄芪固卫气，两药合用为君，意在益气以行血、络通则水调；水蛭、地龙祛瘀通络，泽泻甘淡利水，同为臣药；茯苓健脾渗湿，陈皮理气行滞，五味子酸收温润，上敛肺气，下滋肾阴，大黄涤肠胃而下瘀血，四药为佐。纵观全方以益气固本为主，兼顾活血通络，利水渗湿。现代中药药理研究表明：党参可增强左心室收缩功能和增加心输出量；黄芪改善心肌细胞的能量代谢，强心利尿；水蛭素是目前已知作用最大、最特异的凝血酶抑制剂；地龙具有抗凝血及溶血栓的双重作用；泽泻有抗血小板、抗血栓及增加纤溶酶等作用，其提取物泽泻醇 B（alisol B）和泽泻醇 A-24-乙酸（alisol A-24-acetate）具有利尿作用；茯苓素能激活细胞膜上的 Na-K-ATP 酶，是利尿的主要成分；陈皮具有抗血栓和抗血小板作用；五味子可改善呼吸衰竭，且增强免疫力；大黄能改善血管脆性和血液循环。中西医结合治疗可增加心肌收缩力，减轻心脏负荷，改善血液高凝状态，减轻肺循环与体循环阻力。

三、活血利水法治疗神经系统疾病

（一）活血利水方治疗颅脑损伤后脑水肿

颅脑损伤是临床常见的外科急重症，多由暴力外伤所致，具有起病突然、发展迅速、神经系统后遗症发生率高的特点。颅脑损伤患者可合并创伤性脑水肿，是由外伤后水分过多聚集在脑组织细胞所致。创伤后脑水肿机制尚未完全阐明，大多认为与外伤后能量代谢异常、血脑屏障损伤、钙离子超载、氧自由基大量堆积、炎性因子升高等因素关系密切。脑水肿危害性较大，不但是脑创伤后的生理病理反应，还是引发周脑组织继发性损伤的关键因素，是患者残疾和死亡的重要原因。随着交通工具不断普及，本病发生率逐渐升高。资料表明 80% 以上颅脑损伤患者可存在严重脑水肿，表现为脑组织间隙及细胞内大量水分堆积，使颅内压升高，如不及时治疗可引起脑疝甚至死亡。中医学认为本病隶属于"头部内伤－瘀停清窍"范畴，跌扑损伤、血溢脉外、痰饮、瘀血困阻是发病的关键。血不利则为水，瘀血、痰饮不祛则清窍失养，故而头晕，血行不畅则头部刺痛。

对于颅脑损伤合并脑水肿患者而言，积极缓解脑水肿具有重要意义。西医治疗多采用营养神经联合脱水剂治疗，在降低颅内压、减小脑水肿体积方面发挥着重要作用。甘露醇、高渗葡萄糖、呋塞米等脱水剂的应用具有重要意义，尤以甘露醇应用最为普遍，但易引发电解质紊乱，导致血钾、血钠水平降低，影响脱水剂的应用甚至增大死亡风险。中医认为瘀血、水饮是本病发生的重要病机，多夹杂致病，形成瘀停清窍、水饮停滞证。因此治疗当以化瘀开窍、利水消肿为法，标本兼顾。活血利水法是治疗本病的常用方法。

活血利水法方药组成：赤芍、川芎、当归、白术、丹参、石菖蒲、茯苓各 15 g，泽泻、猪苓各 10 g，桂枝 6g，三七粉（冲）、甘草各 3g。方中川芎、三七粉化瘀止痛，通络消肿；丹参、赤芍凉血散瘀，避免热邪入血分；当归养血补血，润肠通便；茯苓健脾渗湿；泽泻、猪苓利水消肿，且性偏凉，可清解郁热；白术燥湿健脾止泻；石菖蒲安神开窍，化湿；桂枝温阳通络，与川芎、丹参等活血药物合用化瘀之力增；甘草调和药性。研究发现，白术可提高免疫力，促进脑水肿消除；茯苓提取物可改善毛细血管通透性，增强血脑屏障功能，促进神经功能修复；泽泻中富含的皂苷则可调节电解质，且具有较强的利尿功效；丹参、三七可抑制炎症细胞渗出，促进脑神经功能的修复。随症加减，若头晕明显者加天麻 15 g，刺痛明显者加红花、桃仁各 15 g。

（二）活血利水法治疗急性脑出血

自发性脑出血指非创伤性脑内血管破裂，导致血液在脑实质聚集，是一种发病率、致残率和致死率均高的灾难性疾病，其在脑卒中各亚型中的发病率仅次于缺血性脑卒中。脑出血属于中医学"中风病"范畴，为显示与缺血性脑卒中的区别，命名为"出血性中风病"。近年来，随着中医学对于脑出血病理机制研究的不断深入，形成了以"瘀停脉外、脑髓受压""津行不畅、痰水形成""诸邪胶结、化毒伤脑"构成的出血性中风病急性期脑髓损伤的病理基础。疾病初始为"血溢脑脉之外"，最先出现的临床症状是由瘀血所致。瘀血停于脑脉之外成为压迫脑髓的有形之邪，压迫脑髓使其不能发挥司运动、统感官、主明辨等作用，出现半身不遂、偏身麻木、口舌歪斜、舌强言蹇或不语等症状，严重时会出现窍闭神匮的症状。瘀血停于脑脉之外，所致血脉通行不利，故脉内津液出于脉外，在局部化生痰浊甚至水肿，阻碍气血津液对脑髓的渗灌滋养，进一步加重病症进展。由于瘀血、痰浊、水肿相继形成，导致脑髓局部郁而化火，诸邪聚于脑脉，转化为内生毒邪。这与现代医学研究中脑出血急性期的病理基础是血肿早期的占位效应和脑细胞水肿导致的颅内压升高，进而使脑组织受压，血脑屏障破坏，神经细胞凋亡，造成神经功能损伤相一致。

随着医学的不断发展，外科手术尤其是微创手术治疗技术日益提高，在脑出血的诊疗方面已取得诸多进展，可在一定程度上降低病死率。但外科手术需要有专业医疗人员及设备，在临床实践中实行难度较大且难以普及。在神经内科治疗方面，目前止血药物、神经保护剂及脱水降低颅内压等对于脑出血患者能否临床获益并未得到证实。中医学作为我国独特的医学瑰宝，在临床实践中治疗中风病有着独特的理论和方法。随着对脑出血中医病因病机认识的发展，瘀停脉外、痰水形成的病理机制逐步确立。脑出血急性期痰瘀阻络证患者早期应用活血利水方能够有效降低凝血活性，促进血肿吸收，减轻血肿周围脑组织水肿，降低机体炎症反应，改善神经功能损伤，阻断病情进一步进展，提高患者生活质量。

活血利水法基本方组成：三七 9 g，生蒲黄 10 g，茯苓 20 g，泽泻 15 g，党参 10 g，余药随患者病证酌情加减。如大便不通，可加大黄 3g～6g。方中三七主化瘀止血，有止血不留瘀、化瘀不伤正之效，《医学衷中参西录》曰其"善化瘀血，又善止血妄行"；《本草新编》亦云："三七根，止血之神药也，无论上中下之血，凡有外越者，一味独用亦效，加入补血补气药之中则更神。"现代研究表明，三七的主要成分三七总皂苷对脑出血患者具有良好的改善微循环作用，能够扩张血管，降低血压，促进血肿吸收，明显抑制水肿的发生、发展；三七还具有良好的止血功效，能明显缩短出血和凝血时间；同时可以改善脑组织局部及全身炎症反应等。以生蒲黄为辅，药理学研究提示，蒲黄中含有的 6 种黄酮类化合物具有抑制凝血功能，提高神经细胞谷胱甘肽过氧化物酶和超氧化物歧化酶的活性，显著增加神经细胞突触，提示其潜在的抗神经细胞泵损伤的能力，并能促进损伤细胞的恢复。《本草汇言》曰："蒲黄，血分行止之药也……血之上者可清，血之下者可利，血之滞者可行，血之行者可止。凡生用则性凉，行血而兼消。"二药同用，以化瘀止血。茯苓性平，为利水消肿第一要药，又可渗湿、健脾、宁心；泽泻甘寒，利水消肿，渗湿泄热；现代研究提示二药均具有调节泌尿系统、抗炎、抗氧化应激等多种作用，联合应用，以利痰水；党参可补脾肺之气，补血生津，具有抗氧化应激、抗疲劳、增强机体免疫力、保护胃肠道黏膜及抗溃疡等多种药理学作用，可使全方驱邪而不伤正。共奏活血化瘀、利水化湿之功。

（三）活血利水法治疗急性脑梗死

急性脑梗死是临床常见的脑血管疾病，是由多种原因引起的脑组织血液循环障碍，局部脑组织缺血、缺氧性疾病，以病变部位对应的神经功能缺损为主要临床表现，多见于老年人，具有起病急骤、进展迅速、易复发等特点。有调查发现，近年来随着生活节奏的加快、饮食结构的改变，中国每年新增急性脑梗死患者高达 200 万名，存活患者往往会遗留不同程度的神经功能缺损，严重影响患者的生存质量，也给社会医疗资源造成沉重的负担。

目前西医临床对急性脑梗死的治疗方法主要包括溶栓、抗凝、抗血小板聚集、扩容、扩张血管、营养神经、处理并发症等，仍有部分患者的疗效欠佳。中医学理论认为，急性脑梗死属于"中风""卒中"之范畴，为本虚标实之证，以肝肾阴虚为本，风、火、痰、瘀为标，在机体正气虚弱的基础上，在劳逸失度、饮食不节、情志不舒或外邪侵袭等外因作用下导致脏腑阴阳失调，肝阳上亢，肝风内动，使痰瘀内生，经脉壅塞，清窍蒙蔽。治则以活血化瘀、利水渗湿为法。

活血利水法基本方用黄芪 30 g，党参 15 g，桃仁 10 g，红花 10 g，丹参 15 g，炒苍术 15 g，炒白术 15 g，猪苓 15 g，茯苓 15 g，陈皮 6 g，水蛭 6 g，甘草 6 g。方中黄芪、党参共为君药，功擅益气健脾，气旺则血行。桃仁、红花、丹参共为臣药，可活血祛瘀、养血和营。佐以炒苍术、炒白术健脾燥湿、发汗散邪；猪苓、茯苓健脾渗湿、清热利水；陈皮理气健脾、燥湿化痰，使气顺则痰消；水蛭破血通经、逐瘀消癥。甘草兼为使药，调和全方。诸药合用，共奏活血化瘀、利水渗湿之功效。采用活血利水方辅助治疗急性脑梗死有助于减轻上肢不遂、下肢不遂、口舌歪斜、语言塞涩、感觉减退、头晕目眩、痰多等症状，减轻患者神经功能缺损程度，使患者的生活质量得以改善。这与活血利水方中活血化瘀类中药可改善局部微循环，恢复缺血缺氧部位的血流灌注有关，可使损伤的神经元得到更好的修复。

（四）活血利水止眩法治疗眩晕

眩晕指的是一种自身运动感觉，往往在身体静止不动时出现，或是在正常头部运动时也会感到，包括周围环境或自身的旋转、晃动等感觉，常伴有眼球震颤、恶心、呕吐等症状。眩晕是临床常见病，病因、诱发因素复杂多样，它常涉及多个学科，包括耳鼻喉科、神经内科、精神科等，患者常辗转多个科室，得不到恰当诊治，其症状迁延不愈，加重患者的经济负担。中医学关于该病早有记载，张仲景提出"因痰致眩"的说法，《古今医统》中记载："肥人眩运，气虚有痰；瘦人眩运，血虚有火"，朱丹溪提出痰火致眩学说，张介宾认为"无虚不作眩"。眩晕的发生，可归于虚实两方面，虚者可见于阴虚、血少、精亏，实者可见于肝火、痰浊等。眩晕的病因病机，临床上多将其归于风、火、痰、虚四个方面。

现代医学关于该病以对症治疗为主，多采用血管活性药物治疗，但存在较大的不良作用，整体效果欠佳，且部分患者因长期治疗仍不能治愈而放弃治疗。中医对眩晕有深入的认识，在治疗上积累了丰富的经验。"血不利则为水"，血瘀而致水停。若肾虚不能主水，脾虚不能制水，也可致水液内停，水瘀互结，清窍更失其养，眩晕加重。活血利水法针对内生病理产物，使瘀血祛、水液消、脉络畅、清阳展，取效甚捷。

活血利水止眩基本方：牛膝 30 g，益母草 30 g，泽泻 30 g，白术 15 g，生山楂 15 g，郁金 15 g，桂枝 6 g。加减：肝阳上亢者加天麻 15 g，钩藤 30 g，石决明 30 g；气血不足者加党参 30 g，黄芪 30 g，当归 15 g；肾阴虚者加熟地黄 15 g，山药 15 g，龟甲胶 15 g；肾阳虚者加熟地黄 15 g，肉桂 6 g，鹿角胶 15 g；痰湿中阻者加法半夏 15 g，厚朴 15 g，陈皮 6 g。对于眩晕辨证属水湿内停兼有血瘀者，临床多以当归芍药散加减治疗。血瘀明显者加桃仁、红花活血化瘀；舌苔白腻，寒湿严重者加干姜、白豆蔻温化寒湿；舌苔黄腻，湿热重者加黄芩、薏苡仁、车前草清热利湿。

四、活血利水法治疗肝硬化腹水

腹水是肝硬化失代偿期常见的严重并发症之一。由于病因病机较为复杂，现代医学主要以对症处理为主，疗效有限，中医则对其具有独特的优势。中医学认为本病属于"臌胀"范畴。中医认为臌胀病机与肝、脾、肾三脏受损密切相关，臌胀患者均有不同程度的脉络瘀阻之征，这也符合中医"久病必瘀"的理论。肝、脾、肾功能彼此失调，以脾肾阳虚为本，气滞、血瘀、水停为标，虚实错杂为本病的主要病机特点。本愈虚则三者错杂壅结愈甚，其胀尤重。在治疗中，遵循急则治其标，缓则治其本的原则。对于严重腹水患者，以活血利水为主；对于缓解期患者，尤其是后期合并脾肾阳虚者，其治疗当以温补脾肾阳气为根本，行气、活血、利水之法并用。

对于腹水严重的患者，其治疗以活血利水法为主，常用当归、川芎养血活血，而茯苓、白术、泽泻健脾渗湿利水，共奏活血利水之效。当归芍药散则为治疗臌胀的经典用方，具有血水同治之效。但如果过分急于攻逐利尿及活血化瘀治其标，临床症状虽有短暂缓解，却极易出现反复，有重伤脾胃之弊。则在治疗中除采用活血化瘀、攻逐利水药外，当需配伍扶正、益气、健脾之品，如党参、白术、黄芪、茯苓等。对于臌胀尤其是后期合并脾肾阳虚的患者，其治疗当以温补脾肾阳气为根本，行气、活血、利水之法并用，常以枸杞子、山药补益肝肾，桂枝助阳化气利水。

五、活血利水法治疗甲状腺功能减退症伴水肿

甲状腺功能减退症（简称甲减）是由于各种原因导致的甲状腺激素合成或分泌不足而引起的甲状腺功能减退，其主要临床表现为乏力、困倦、反应迟钝、怕冷、水肿等，甚至伴有黏液性水肿。该病可按病因不同分为原发性与继发性两型。现代医学认为原发性甲减可能与甲状腺自身免疫性损害有关。继发性甲减则多发生于甲状腺手术或放射性核素碘或放射性治疗后，或长期服用大剂量抗甲状腺药物或摄入碘化物过多等情况。西医主要是采用替代疗法，补充甲状腺激素，但是该治疗周期长、见效缓慢且不良反应明显，尤其是针对黏液性水肿尚无特效治疗方法。中医则在改善临床症状、调节免疫等方面具有一定优势。

结合甲减黏液性水肿患者常见的水肿部位和临床特点，可将其归属于中医"水肿病"范畴。《素问·经脉别论》："饮入于胃，游溢精气，上输于脾；脾气散精，上归于肺，通调水道，下输膀胱。水精四布，五经并行。"正常机体水液的输布和代谢过程与脾、肺、肾、肝、膀胱等脏腑功能密切相关。若肺失通调、脾失转输、肾失开阖、三焦气化不利，水液生成与输布代谢失常，停聚于经络皮肤，发为水肿。甲减早期多因后天情志劳逸失常、手术外伤耗伤五脏之气，主要伤及脾肾之气，致脾肾气虚，津液输布排泄异常，机体水液停聚于局部头面眼睑经络，可见水肿，并可伴见神疲乏力、胃脘胀满等气虚症状。临床上以健脾化气、利水消肿为基本治法，方选常用五皮饮合五苓散加味化裁，主要由茯苓皮、陈皮、生姜皮、桑白皮、大腹皮、猪苓、泽泻、白术和桂枝等组成。病程日久，气虚延至后期多累及为阳虚，阳虚则无以运血化湿，则易产生痰湿、瘀血等病理产物，且水液停聚日久入络，阻碍气机，脉中血液瘀滞，兼见瘀血、气滞实证，故本病当以扶正为主，健脾温肾治本，利水、行气、活血治标。若疾病后期以脾阳虚为主，可加用干姜、砂仁等温脾养阳；若以肾阳虚为主，可加用附片、肉桂、山茱萸等；且在温阳化气、利水消肿同时，常佐以丹参、泽兰、水蛭等活血之品，以行血利水。

六、活血利水法治疗糖尿病肾病

糖尿病肾病（diabetes nephropathy，DN）是糖尿病（diabetes mellitus，DM）引起的微血管病变并损害肾脏的一种常见并发症，是糖尿病患者死亡的主要原因之一。其发病主要与肾脏血流动力学改变、肾小球滤过屏障功能改变、糖脂代谢异常、氧化应激与炎症反应等有关。目前西医尚无疗效确切的治疗措施能延缓糖尿病肾病的进程，而中医药对于防治 DN，特别是在早期阶段的治疗有着较大的优势。中医认为 DN 早中期多以气阴亏虚或脾肾阳气虚为本，痰湿、瘀血、浊毒互结为标，为本虚标实之

证，由于疾病早期气阴亏虚，脾虚运化失司，水湿内生，日久累及肾，肾虚主水功能减退，封藏失司，则精微下泄，小便泡沫增多，甚至后期浊瘀毒泛生与潴留，会出现水肿等变症。故中医在早期防治糖尿病肾病时，主张兼顾脾肾不足和脉络瘀滞，以延缓和逆转肾脏病变。中期则主要针对蛋白尿、水肿等辨证论治，以健脾益肾为主治其本，兼以活血利水治其标。

DN 是以虚为本、虚实夹杂的慢性疾病，故用药多为平和之品，谨防峻猛伤正。在治未病理念的指导下，在 DM 早期未出现蛋白尿阶段，或者已出现微量蛋白尿但无明显的临床症状时，可及早使用补脾益肾活血通络中药，比如白术、山药、山茱萸、地黄、桑寄生、菟丝子、黄精、女贞子补脾益肾固精；党参、太子参、黄芪益气健脾；丹参、川芎、牛膝活血通络。在消渴病肾病临床期，有明显的泡沫尿、水肿的症状时，应予以健脾益肾、活血利水的中药，常可用黄芪、党参、白术健脾益气；金樱子、芡实、桑螵蛸固肾摄精；益智、萆薢、乌药、石菖蒲温肾利湿、分清化浊；还可配合丹参、川芎、生蒲黄、地龙、水蛭、鬼箭羽活血化瘀；泽泻、茯苓利湿泻浊。在具体用药时，应把握疾病演变规律，辨证论治，随症加减。

七、活血利水法治疗慢性肾炎

慢性肾炎是由多种病因所致的免疫性疾病，具有病程长、经常反复、迁延难愈的特点，多属中医学"水肿""虚劳""腰痛"范畴。本病大多病程较久、病机复杂，中医认为其属本虚标实之证，其中"本虚"主要是指脾肾亏虚，"标实"则责之于水湿、瘀血等实邪。肾主水，若其气化功能失司，水液代谢障碍，水湿凝聚，阻遏气血运行，形成瘀血，阻塞脉络，则可能会出现尿血、腰痛诸证；瘀血、水湿又会进一步导致水液运化障碍，通调水道失司，以致水湿泛溢，发为水肿等病证。因此，慢性肾炎常见水瘀互结之证。临床治疗则以活血化瘀、利水渗湿为主，并以主证结合兼证，根据本病脾虚、肾虚、脾肾两虚之不同进行随症加减，收效甚好。

慢性肾炎临床常见证型可分为脾肾两虚证、气血两虚证、肝肾亏虚证、肺脾气虚证，而以脾肾两虚证为多，脾之转输失职，肾之开合失司，水湿泛滥则致水肿。《诸病源候论》曰："水病无不由脾肾虚所为，脾肾虚则水妄行，盈溢肌肤而令周身肿满。"脾肾两虚日久，则阳损及阴，脾肾及肝，肝主疏泄，调畅气机，肝病则必然影响疏泄，而致气滞血脉瘀阻。而气虚则推动血行无力，可致瘀血内停。血和水常相互为因，交互为病。在生理上，津血同源，水血之间是相互转化、互相影响的，二者绝不是孤立存在。

正因为瘀血存在于慢性肾炎的全过程，且血水之间又有着如此密切的关系，因此，慢性肾炎常致血瘀水停，临床治疗则以活血化瘀、利水渗湿为主。常用药物如当归、川芎、芍药、泽兰、益母草、丹参、桃仁、红花、五灵脂、生蒲黄、三七、马鞭草等，同时配合利水渗湿药，如猪苓、茯苓、泽泻、车前草等。临床在运用活血利水法治疗慢性肾炎时，由于病程迁延，故常需守方，即长期服用以巩固治疗，此时应选用较平和的活血药物，而慎用破血之品，以防伤正。脾肾为先后天之本，人体一身的气血津液皆赖此二脏生化，特别在水的输布运行中，二者相辅相成，共同维持正常的生理功能，因此慢性肾炎的治疗常需兼顾治脾，即可用五皮饮、胃苓汤等健脾利水之剂并以活血化瘀之品兼理水血。另外，肺主宣发肃降，通调水道，若肺失宣肃，水道不利，阻遏气血，也可致血瘀凝滞，因此治疗时除了活血利水外，还应注重宣肺利水，故临床在治疗慢性肾炎患者出现水肿的症状时常佐以麻黄、桂枝等宣肺行水之品。若水肿日久，水结于内，瘀血凝滞，病入血分，病位在里，此时因浊毒湿瘀凝结于里，顽固难消，治疗时则需适当使用大黄、桃仁、郁李仁等攻下、峻逐之品方能祛其邪实，这种情况下应时刻关注机体的虚实情况，并随证添加补益之品。

八、活血利水法治疗风湿病

风湿病是一种常见的全身性结缔组织与炎症性病症，主要包括类风湿性关节炎、骨关节炎以及痛风等多种疾病类型，常见关节疼痛、关节活动受限以及关节畸形等临床症状，严重影响患者的生活质量。

目前现代医学治疗风湿病的药物，主要包括非甾体类抗炎药物、糖皮质激素类药物及缓解疾病的抗风湿病药物。但这些药物均存在副作用大、耐受性差的缺点。中医药则能明显改善其临床症状，且不良反应少，得到了广泛的认可。中医认为类风湿性关节炎、痛风性关节炎、风湿性关节炎、骨关节炎等疾病都属于"痹症"范畴。《素问·痹论》曰："风、寒、湿三气杂至，合而为痹也。"《儒门事亲》曰："痹病以湿热为源，风寒为兼，三气合而为痹。"可见其发病与风、寒、湿邪侵袭密切相关。患者多因体虚肥胖，平素嗜食肥甘厚味，或饮酒不节，五脏过用，气血失调，则导致痹病内生，加上风寒湿邪乘虚袭入经络，气血凝滞日久而致湿、痰、瘀蓄积于骨节，外邪内患相合，则会引发关节疼痛，甚至关节变形等。此为本虚标实之证，在临床治疗时应遵循急则治标、缓则治其本的原则。

在急性发作期，患者关节疼痛呈急性发作，并疼痛明显，中医认为多为正气不足，邪毒内侵，内外合邪，与血水互结，郁积化热，热毒流注关节，湿热内蕴，浊毒痹阻经络所致。该阶段应以活血利水为主，并灵活辨证，视热象情况而定，辅以清热之法。常用药物包括萆薢、泽泻、茯苓、薏苡仁、苍术、丹参、黄柏、车前子、牛膝、生甘草等。若见患处皮温升高，或自觉局部灼热者，可加用赤芍、虎杖、垂盆草、金银花、牡丹皮、蒲公英、金雀根、山慈菇等清热解毒；若关节疼痛剧烈者，可加用忍冬藤、延胡索、蟾酥、地龙等消肿止痛；若关节肿胀明显，皮肤紧绷发亮者，可加用玉米须、防己、地耳草等利水化湿消肿。

对于缓解期的患者，多表现为局部关节疼痛不明显或疼痛绵绵，关节稍有肿胀，皮温不高甚或不温，肤色不红或暗沉，苔白，脉弦细或弦滑。此期为急性发作后，症情虽有所缓解，但也会造成脏腑功能失调，肝脾肾受损，尤以脾肾亏虚为主。正虚又会加重水湿、痰饮、血瘀等病理产物的生成。该阶段的治疗应以健脾益肾为主，常用菟丝子、牛膝、杜仲、茯苓、淫羊藿、鹿衔草等药物，并酌情加用郁金、川芎、延胡索、姜黄等行气活血，水蛭、蜈蚣、鸡血藤等活血化瘀之品，使气行则络通，瘀祛则气血调和。

疾病后期，常反复发作，病程缠绵，经久不愈，正气越虚，痰凝血瘀渐积，甚则损及筋骨，常可见关节肿大变形、屈伸不利，骨质侵蚀破坏等症状。此期为痰瘀同病，故治疗时应注重痰瘀并治，即血水并治。但是痰瘀并治之法属消法，易耗血伤气，损伤人体正气，需辅以益气扶正之品，使得邪去正安。常有桃仁、红花、当归、川芎、陈皮、茯苓、党参、白术等。若见筋骨痿弱不用，肌肉萎缩，伴乏力短气者，可加用黄芪、党参、太子参扶正补虚、健脾益气，桑寄生、补骨脂、狗脊强筋健骨；若见关节肿大变形者，可加用穿山甲、熟大黄等活血化瘀，通利关节；若伴见渴不欲饮，舌紫暗或有瘀斑瘀点，舌下络脉呈青紫或紫黑色者，可加用鬼箭羽、川芎、鸡血藤、泽兰、赤芍等活血化瘀、行气通络。

参考文献

[1] 黎鹏程，卢丽丽，胡秀清，等. 基于"血不利则为水"论治冠心病心力衰竭 [J]. 中华中医药杂志，2020，35（04）：1872-1875.

[2] 杜晔，马学森，韩宇博，等. 益气温阳、活血利水法对慢性心力衰竭患者心功能及神经内分泌相关指标的影响研究 [J]. 临床和实验医学杂志，2023，22（08）：809-813.

[3] 高群，蔡芸，李岩，等. 林谦教授益气活血利水法治疗慢性心功能衰竭的思路与实践探索 [J]. 中西医结合心脑血管病杂志，2022，20（23）：4395-4397.

[4] 邓坤. 益气温阳活血利水中药治疗慢性心力衰竭的 Meta 分析 [J]. 中西医结合心脑血管病杂志，2019，17（11）：1684-1687.

[5] 冯永真. 益气活血利水法治疗扩张型心肌病合并心力衰竭的疗效观察 [J]. 中西医结合心血管病电子杂志，2015，3（26）：88-89.

[6] 李佳卓，王玉丹，隋艳波，等. 益气温阳、活血利水法治疗慢性心力衰竭的系统评价再评价 [J]. 中国医药导报，2022，19（06）：118-122，146.

[7] 梁红霞，徐月芳，陈佳艳，等. 宁肺活血利水方对慢性阻塞性肺疾病并肺动脉高压患者肺功能、血气状态的影响

[J]. 中国现代医生, 2021, 59 (16): 142 - 145, 149.

[8]　李宗武, 罗文, 钱超, 等. 活血利水方治疗颅脑损伤后脑水肿疗效及对患者血清电解质和炎性因子的影响 [J]. 陕西中医, 2020, 41 (12): 1777 - 1780.

[9]　彭朗, 鲁晓斌, 梅应兵, 等. 益气活血利水方联合螺内酯治疗老年射血分数保留心力衰竭的效果 [J]. 中国医药导报, 2020, 17 (17): 57 - 61.

[10]　韩霞, 赵含森. 活血利水化痰除湿法治疗高血压的临床观察 [J]. 中国社区医师, 2019, 35 (33): 99 - 100.

[11]　钟玲伊, 张小罗, 王位. 活血利水方辅助治疗急性脑梗死的疗效及对血栓弹力图指标、血管内皮因子水平的影响 [J]. 中华中医药学刊, 2019, 37 (05): 1278 - 1280.

[12]　葛臻略, 胡国恒. 胡国恒运用温阳健脾、活血利水法治疗眩晕经验 [J]. 湖南中医杂志, 2018, 34 (09): 22 - 23.

[13]　张晶, 冯伟, 杨宝元, 等. 益气温阳活血利水方辅助治疗心肾综合征 60 例临床观察 [J]. 中医杂志, 2017, 58 (10): 859 - 862.

[14]　杨永福. 益气活血利水法治疗肺心病心力衰竭的疗效探讨 [J]. 临床医学研究与实践, 2017, 2 (06): 150, 152.

[15]　黄琛, 钱海凌, 李丽, 等. 活血利水中药复方改善高血压病早期肾损害的临床研究 [J]. 中西医结合心脑血管病杂志, 2014, 12 (02): 144 - 145.

[16]　蒋志诚. 益气活血利水法治疗肺心病急性发作期 36 例临床观察 [J]. 北京中医药大学学报 (中医临床版), 2006, (02): 25 - 26.

[17]　李艳玲. 当归芍药散临床运用举隅 [J]. 河南中医, 2003, (05): 13.

[18]　张子才. 当归芍药散新用 [J]. 中医药临床杂志, 2004, (03): 219 - 220.

[19]　胡建华, 贾建伟, 吕文良, 等. 肝硬化中西医结合诊疗指南 [J]. 临床肝胆病杂志, 2023, 39 (11): 2543 - 2549.

[20]　徐永健. 内科学 [M]. 北京: 人民卫生出版社, 2013, 693 - 695.

[21]　张梦梦, 胡天赤. 从脾肾分期论治甲减黏液性水肿的经验浅析 [J]. 中医临床研究, 2022, 14 (13): 100 - 102.

[22]　张正阳, 李斌斌, 刘春红. 阳虚证甲状腺功能减退症中医药研究现状 [J]. 中医药临床杂志, 2019, 1 (11): 2177 - 2180.

[23]　徐佳媛. 基于数据挖掘探究中医药治疗早期糖尿病肾病组方规律的文献研究 [D]. 沈阳: 辽宁中医药大学, 2022.

[24]　兰江华, 廖光林, 敖海峰. 健脾益肾清化汤治疗糖尿病肾病早中期蛋白尿的疗效研究 [J]. 实用中西医结合临床, 2022, 22 (09): 54 - 57.

[25]　张婕, 冉颖卓. 冉颖卓运用补肾益气法治疗糖尿病肾病经验举隅 [J]. 山西中医, 2023, 39 (10): 10 - 11, 15.

[26]　王燕, 陈洪宇. 中医治疗慢性肾脏病性水肿研究进展 [J]. 中医学报, 2015, 30 (01): 120 - 122.

[27]　范莲, 张挺. 活血利水法治疗慢性肾脏病的古今应用 [J]. 世界科学技术-中医药现代化, 2022, 24 (08): 3121 - 3126.

[28]　朱雯丽, 汪悦. 汪悦教授运用活血利水法论治痛风思路探析 [J]. 四川中医, 2020, 38 (02): 8 - 12.

第二节　活血利水法在外科的临床应用

一、活血利水法治疗甲状腺囊肿

甲状腺囊肿属于中医学"瘿瘤""瘿囊"范畴。中医认为甲状腺囊肿的发病机理乃情志内伤、饮食失宜等因素导致脏腑气机失调, 气机郁滞, 则气血水液运行失常; 饮食失调致脾失健运, 气虚无力推动血液运行故成瘀, 津液输布不畅见水湿痰饮, 而痰饮水湿停聚于内, 阻遏颈部脉络, 亦可致血液运行不畅而成瘀血, 则易出现痰湿瘀血胶着于颈前而发为囊肿。《医碥》曰: "气、水、血三者, 病常相因, 有先病气滞而后血结者; 有先病血结而后气滞者; 有先病水肿而血随败者; 有先病血结而水随蓄者。"故气滞是本病形成的主要原因, 瘀血、水湿相互胶着、壅结颈前是本病的基本病机。在治疗上常选用活血利水法治疗以瘀血、水湿为病理因素的甲状腺囊肿, 运用气血水同治原则, 辨证施治。

由情志失调, 肝郁气滞导致的甲状腺囊肿, 治疗以行气活血利水为主, 常用药物有香附、益母草、泽兰、贝母、山慈菇、橘叶、三棱、莪术等。由脾气虚致津液不化导致的甲状腺囊肿, 治疗以益气活血利水为主, 常用药物有茯苓、猪苓、泽泻、白术、薏苡仁、瞿麦、黄芪、丹参、桃仁、泽兰等。由阳气虚衰所致的甲状腺囊肿，治疗以温阳活血利水为主，常用药物有白术、桂枝、附子、补骨脂、巴戟天、淫羊藿、鳖甲、三棱、莪术等。

瘀水互结证以行气活血利水为主。基本方由香附 10 g，益母草 15 g，泽兰 15 g，半夏 10 g，贝母 10 g，山慈菇 10 g，橘叶 10 g，三棱 10 g，莪术 10 g 组成。水煎，每日 1 剂，分 2 次温服。随症加减：肝郁化热者加夏枯草、连翘等；肝郁气滞明显者加柴胡、王不留行；疼痛明显者加橘核、荔枝核；囊内出血者加仙鹤草、侧柏叶。

脾虚湿盛证以益气活血利水为主。基本方由黄芪 15 g，白术 10 g，猪苓 10 g，泽泻 10 g，茯苓 10 g，瞿麦 10 g，冬葵子 12 g，泽兰 15 g，赤芍 10 g，丹参 15 g，三棱 10 g，莪术 10 g，土鳖虫 15 g，贝母 10 g 组成。水煎，每日 1 剂，分 2 次温服。随症加减：瘀血明显者加桃仁、川芎；顽痰凝聚者加法半夏、瓦楞子。

阳虚水停证以温阳活血利水为主。基本方由泽泻 10 g，猪苓 10 g，茯苓皮 15 g，桂枝 10 g，炒白术 10 g，赤小豆 15 g，连翘 10 g，丹参 10 g，贝母 10 g，法半夏 15 g，夏枯草 10 g，三棱 10 g，莪术 10 g，淫羊藿 15 g，巴戟天 10 g 组成。水煎，每日 1 剂，分 2 次服。随症加减：肾阳虚明显者加附子、补骨脂；水肿明显者加海藻、昆布。

二、活血利水法治疗胫前黏液性水肿

胫前黏液性水肿又称为甲状腺皮肤病，是 Graves 病的一种皮肤表现，临床常分为 3 种类型，分别是局限型、弥漫型和象皮病型。该病属于中医学"水肿""脚气"范畴，病因与情志失调、饮食内伤、水土及体质等有关。病位主要在肝脾，肝郁气滞，脾伤气结，或气虚痰阻，气滞或痰气郁结日久，深入血分，血气稽留不得行，血不利则为水，日积月累而形成胫前紫暗肿胀。水湿、热毒、痰浊、瘀血是本病的主要病理因素，水湿、瘀血贯穿本病的全过程。因此，活血利水法是治疗本病的常用方法。

本病初期用药以清肝泻火、清泄湿热、活血利水为主，常用药物有龙胆草、夏枯草、黄芩、栀子、车前子、泽泻、忍冬藤、牛膝、毛冬青、王不留行、地龙等；病损日久，肝火旺盛则暗耗阴精，损伤肾阴，故治疗以养阴化痰、活血利水为主，常用药物用有墨旱莲、女贞子、赤芍、水蛭、全蝎、蜈蚣、毛冬青、益母草、牛膝、桃仁、川芎等；病久则传化，肝病传脾，脾虚运化失权，气血水运行失调，水湿不化，血瘀于胫前，故治疗以健脾祛湿、活血利水为主，常用药物有木防己、黄芪、白术、苍术、茯苓、泽泻、独活、鸡血藤、当归、益母草、泽兰、僵蚕、地龙等。

肝火旺盛、湿热下注证以清肝泻火、清泄湿热、活血利水为主。基本方由夏枯草 20 g，黄芩 10 g，栀子 10 g，生地黄 15 g，水蛭 5 g，赤芍 15 g，益母草 15 g，毛冬青 10 g，牛膝 15 g，忍冬藤 30 g，泽兰 10 g，鬼箭羽 10 g 组成。水煎，每日 1 剂，分 2 次服。随症加减：瘀血明显者加桃仁、红花；结节肿胀明显者加白芥子、猫爪草。

肝肾阴虚、痰瘀互结证以养阴化痰、活血利水为主。基本方由墨旱莲 10 g、女贞子 10 g、赤芍 10 g、水蛭 10 g、全蝎 10 g、蜈蚣 10 g，毛冬青 10 g、益母草 10 g、川牛膝 10 g、桃仁 10 g、川芎 10 g 组成。水煎，每日 1 剂，分 2 次服。结节质硬者加土鳖虫，皂角刺。

脾虚痰湿瘀滞证以健脾祛湿，活血利水为主。基本方由黄芪 30 g，汉防己 15 g，水蛭 5 g，毛冬青 30 g，泽兰 15 g，益母草 15 g，茯苓 15 g，水红花子 15 g，炒白芥子 10 g，猫爪草 15 g，牛膝 15 g，甘草 5 g 组成。水煎，每日 1 剂，分 2 次服。随症加减：下肢瘙痒者加地肤子、蛇床子。

三、活血利水法治疗下肢深静脉血栓形成

下肢深静脉血栓形成是比较常见的周围血管疾病，属中医"股肿""瘀血流注"及"脉痹"等范畴，临床表现主要为肢体肿胀和疼痛。其发病与外感、创伤、手术、妊娠及长期卧床等因素相关，气为血之帅，气滞则血凝，气虚则无力推动血行，致瘀血阻于脉道，不通则痛，脉道阻塞，营血回流障碍，水津外溢，聚敛成湿，湿性趋下，停滞于下肢肌肤则发为肿。因此，瘀血和水湿是本病发病的重要病理环

节，治疗时在活血基础上辅以利水，双管齐下，以达到理想的治疗效果。

在本病的发作期，由于瘀血导致脉络不通，脉道受阻，水津外溢，因此治疗以活血化瘀利水为主，常用药物有桃仁、红花、当归、川芎、赤芍、防己、泽泻等，在活血化瘀中药的基础上加用清热利湿之中药，以促进活血祛瘀，血水同治。本病迁延期，气虚无力推动血液运行，导致血液循环障碍，气虚不利于津液气化，聚而成湿，或津液外溢于皮肤，故治疗以益气活血利水为主，常用药物有人参、黄芪、白术、茯苓、当归、赤芍等，在益气健脾的同时加以活血利水，气充足则促进瘀血消散，水湿自化，肿胀自消。近年来，医家对下肢深静脉血栓形成的中医辨证分型防治研究日益增多，主要分为血脉瘀阻证、湿热下注证和气虚湿阻证。

湿热下注证以清热利湿、活血通络为主。基本方由金银花 15 g，玄参 15 g，当归 15 g，甘草 6 g 组成。水煎，每日 1 剂，分 2 次服。随症加减：肿胀明显者加泽兰、五加皮；全身发热者加石膏、知母。

血脉瘀阻证以活血化瘀、通络止痛为主。基本方由桃仁 15 g，红花 10 g，赤芍 15 g，当归尾 10 g，熟地黄 15 g，川芎 10 g，牛膝 15 g，黄芪 30 g，丹参 15 g，水蛭 5 g 组成。水煎，每日 1 剂，分 2 次服。随症加减：疼痛严重者，加乳香、没药；局部疼痛拒按者加三棱、莪术、水蛭；下肢肿胀甚者，加茯苓、泽泻。

气虚湿阻证以益气健脾、祛湿通络为主。基本方由党参 15 g，白术 15 g，茯苓 15 g，山药 15 g，莲子肉 15 g，薏苡仁 20 g，白扁豆 20 g，砂仁 6 g，桔梗 10 g，甘草 6 g 组成。水煎，每日 1 剂，分 2 次服。随症加减：疼痛者加三棱、莪术；腰膝酸软者加菟丝子、续断。

四、活血利水法治疗前列腺增生症

前列腺增生症又称良性前列腺增生，是中老年男性泌尿生殖系统的常见疾病，临床特点以尿频、夜尿次数增多、排尿困难甚至尿潴留为主，中医将本病归属于"癃闭"范畴，本病基本病机责之于肾虚血瘀湿阻，膀胱决渎失司。由于年老肾气虚衰，气化不利，津液升降失常，气血运行不畅，津液不行则停聚成湿，湿性趋下，阻于膀胱，瘀血停于下焦，堵塞尿道，故发为本病。

本病以肾虚为本，水湿和瘀血为标，因此治疗宜攻补兼施，标本同治，在补肾的同时，重视化气利水和活血散结的配合。常用药物有黄芪、党参、白术、牛膝、乌药、三棱、莪术等。

治疗以益气利水、活血散结为主。基本方由黄芪 30 g，党参 30 g，白术 15 g，陈皮 15 g，柴胡 10 g，升麻 10 g，泽泻 15 g，桂枝 15 g，猪苓 15 g，乌药 30 g，小茴香 15 g，三棱 15 g，莪术 15 g，王不留行 20 g，牛膝 20 g，桔梗 15 g，甘草 10 g 组成。水煎，每日 1 剂，分 2 次服。随症加减：肾虚明显者加菟丝子、肉苁蓉；瘀血甚者加桃仁、丹参、川芎；前列腺结节坚硬者加地龙、穿山甲。

五、活血利水法治疗初期褥疮

褥疮又称"压疮""席疮"，《外科启玄》云："席疮乃久病着床之人挨擦磨破而成。"可见该病多见于瘫痪、久病重病等长期卧床不起的患者。患者久病致气血虚弱，长期卧床不起，久卧则伤气，气虚无力推动血行，长期受压和摩擦部位脉络瘀滞，肌肤失于濡养。血不利则为水，脉络瘀阻，津液停滞，故初期褥疮常伴有肿胀、渗出之象。津停则为痰，日久痰瘀互结，与局部郁滞之火热相煎，火热盛极为毒，可致皮肉坏死，肉腐成脓，局部溃烂。

基于初期褥疮气血亏虚为病之本，痰瘀热毒为病之标的疾病特点，遵循"急则治其标，缓则治其本"的基本原则，治疗以活血消肿利水、清热解毒为主，兼以益气养血、托毒生肌。常用药物有桃仁、红花、当归、川芎、茯苓、泽泻、白术、黄芪、金银花等，以此疏通局部之郁滞，消除局部之肿胀，改善褥疮局部皮损，减轻红、肿、热、痛不适症状及渗出，促进创面愈合。

初期褥疮以活血消肿利水、清热解毒为主，兼以益气养血、托毒生肌。基本方由桃仁 15 g，红花 10 g，当归 15 g，川芎 15 g，酒大黄 15 g，云茯苓 15 g，猪苓 12 g，泽泻 12 g，白术 12 g，炒苍术 12 g，炒黄柏 10 g，金银花 10 g，菊花 10 g，艾叶 10 g，黄芪 15 g，熟地黄 15 g，白芍 15 g，陈皮

10 g，炙甘草 6 g 组成。水煎，每日 1 剂，分 2 次服。

六、活血利水法治疗早期带状疱疹

带状疱疹是由水痘-带状疱疹病毒感染引起的一种急性疱疹性皮肤病，属于中医"蛇串疮""缠腰火丹""甄带疮""蛇窠疮"的范畴，隋代巢元方《诸病源候论》中云："甄带疮者，绕腰生，此亦风湿搏于血气所生，状如甄带，因此为名，又云此疮绕腰匝则杀人。"其临床主要表现为红斑上出现簇集性水疱，呈带状排列，伴有疼痛。中医学认为本病多由情志所伤，肝郁化火，肝胆火旺；或因脾失健运，不能运化水湿，蕴湿化热，加之外感风热或疫毒之邪，水、热、毒邪与气血相互搏结，阻于经络，气血痹塞不通，发于肌肤而成本病。

本病的病因病机主要是水湿热毒和气滞血瘀两个方面，因此解毒、利水、活血是治疗本病的三个重要环节，常用药物有半枝莲、白花蛇舌草、蒲公英、茵陈、车前子、黄柏、当归、川芎、桃仁、红花等。尤其在治疗早期加用活血之品，可以促进气血运行，活血散瘀止痛，能明显缓解患者疼痛的感觉，并且较少出现神经痛。

早期带状疱疹以清热解毒、活血利水为主。基础方由半枝莲 30 g，白花蛇舌草 30 g，蒲公英 30 g，板蓝根 30 g，茵陈 30 g，当归 20 g，川芎 10 g，赤芍 20 g，桃仁 10 g，红花 20 g，全虫 5 g，蜈蚣 1 条，大黄 10 g 组成。水煎，每日 1 剂，分 2 次服。随症加减：热毒明显者可重用白花蛇舌草或加连翘、鱼腥草；发于头面者加野菊花、薄荷；瘙痒明显者加白鲜皮、地肤子；水疱明显者加茯苓、薏苡仁；肝郁气滞者加柴胡、黄芩。

七、活血利水法治疗乳腺癌相关淋巴水肿

乳腺癌是女性最常见的癌症之一，乳腺癌相关淋巴水肿是腋窝淋巴结清扫手术和腋窝部位放疗的常见并发症，约 20% 的乳腺癌患者术后会发生淋巴水肿，归属于中医"水肿""橡皮肿"范畴。本病病因病机为癌毒日久，耗伤人体气血津液，加之手术创伤，损伤元气，耗伤气血，伤筋动络，患者气血损耗，气虚无力推动血行，血行不畅，加重脉络瘀阻，进而衍生水湿，泛溢肌肤，发为水肿。正如《血证论》曰："失血家往往水肿，瘀血化水亦发水肿，是血病而兼水也。"因此，气血亏虚是本病病机之根本，瘀血、气滞、水湿为主要致病因素。

根据乳腺癌相关淋巴水肿本虚标实的属性，确立扶正祛邪的基本治则，用药以补气活血、利水消肿为主，常用药物有红景天、黄芪、党参、丹参、姜黄、大黄、防己、泽泻、茯苓、白术等。通过应用活血、利水的药物，畅通血道和水道，血道、水道均通，则水湿无处停聚；二则血道通则瘀血不生，水湿无源可化，水湿不停不化则肿胀自消。

本病治疗以补气活血、利水消肿为主。基本方由红景天 30 g，姜黄 15 g，黄芪 30 g，大黄 6 g 组成。水煎，每日 1 剂，分 2 次服。随症加减：淋巴水肿严重者加桑枝、防己、车前子、泽泻；纳差者加茯苓、白术；肢体寒冷、腰膝酸软者加肉桂、仙灵脾；失眠多梦者加龙骨、牡蛎、合欢皮、酸枣仁。

八、活血利水法治疗痔术后肛缘水肿

痔术后肛缘水肿是肛肠病手术治疗后常见的并发症之一，临床症状以肛管及肛缘皮肤出现水肿、充血及隆起，并伴有坠胀及疼痛感。可见于内痔、外痔及混合痔术后，时间长者可见水肿伴瘀血。中医认为肛缘水肿主要原因是湿热下注和瘀血阻滞。由于手术创伤，导致肛门局部血液运行不畅，津液停滞，故出现充血、水肿之象；加之受饮食不节因素的影响，导致机体湿泻不化，肛门处于下焦，湿性趋下，湿热之邪积聚肛门，易阻碍血脉运行，气血运行受阻，诱发术后肛缘水肿。

该病的主要病因病机为湿热下注和瘀血阻滞，故治疗以清热利湿解毒、活血利水化瘀为主，常用药物有黄芩、黄柏、苍术、红花、桃仁、赤芍、当归、金银花等。在消肿止痛的同时，可进一步行气导滞，从而加快水肿消散速度，缩短创面愈合时间。

痔术后肛缘水肿以清热利湿解毒、活血利水化瘀为主。基本方由皂角刺 15 g、桃仁 15 g、秦艽 15 g、熟大黄 15 g、苍术 10 g 组成。水煎，每日 1 剂，分 2 次服。随症加减：便秘者加火麻仁、郁李仁；瘙痒明显者加蛇床子、地肤子；小便疼痛者加车前子、灯心草。

参考文献

［1］　王欢，华川，何其函，等.《金匮要略》"血不利则为水"理论与甲状腺囊肿的治疗［J］. 亚太传统医药，2021，17（09）：104－106.

［2］　李思思，华川，杨金月，等. 温阳化气利水法治疗甲状腺囊肿探究［J］. 湖北中医杂志，2020，42（03）：47－50.

［3］　陈继东，赵勇，徐文华，等. 陈如泉运用活血利水法治疗甲状腺相关疾病经验［J］. 中国中医基础医学杂志，2015，21（09）：1113－1114.

［4］　李会敏，左新河，谢敏，等. 左新河教授运用药对治疗甲状腺囊肿经验［J］. 天津中医药，2021，38（10）：1316－1320.

［5］　齐书静. 胫前黏液性水肿的临床诊治［J］. 双足与保健，2018，27（08）：96，98.

［6］　巩静. 陈如泉治疗甲亢胫前黏液性水肿验案二则［J］. 湖北中医杂志，2013，35（10）：33.

［7］　回雪颖，郭伟光，滕林，等. 下肢深静脉血栓形成的中医研究进展［J］. 中医药学报，2020，48（05）：66－69.

［8］　贾微，李大勇. 基于"血不利则为水"理论浅谈下肢深静脉血栓形成的中医治疗［J］. 中医临床研究，2022，14（07）：59－61.

［9］　吴军，王波. 中西医临床外科学［M］. 北京：中国医药科技出版社，2012：444－445.

［10］　张庚扬，王军，吴咸中. 中西医结合疡科学［M］. 武汉：华中科技大学出版社，2009：221.

［11］　李曰庆. 中医外科学［M］. 北京：中国中医药出版社，2017.

［12］　刘仁泉，姜丽萍. 前列腺增生从肾虚血瘀湿阻论治探讨［J］. 黑龙江中医药，2009，38（02）：2－3.

［13］　陈攀宇. 益气利水活血法治疗良性前列腺增生症的临床疗效观察［D］. 武汉：湖北中医药大学，2021.

［14］　王开莲. 活血消肿利水法治疗中风患者初期褥疮的护理体会［J］. 光明中医，2020，35（12）：1910－1912.

［15］　张卫，王开莲，贾其娟，等. 活血消肿利水法用于治疗中风患者初期褥疮的理论探讨［J］. 中医临床研究，2020，12（30）：51－52.

［16］　林晓云，张勇龙，逯子衡，等. 中医药治疗带状疱疹急性期的研究进展［J］. 中国中医急症，2022，31（07）：1302－1305.

［17］　邹碧清，顾炜. 带状疱疹中医诊疗源流考［J］. 实用中医内科杂志，2024，38（2）：103－106..

［18］　肖金. 解毒活血利湿法治疗带状疱疹 33 例［J］. 安徽中医临床杂志，1999（04）：246.

［19］　曹彩云，周改兰，温启宗. 温启宗清热活血利湿法治疗早期带状疱疹经验［J］. 内蒙古中医药，2013，32（31）：59.

［20］　DISIPIO T，RYE S，NEWMAN B，et al. Incidence of unilateral arm lymphoedema after breast cancer：A systematic review and meta -analysis［J］. Lancet Oncol，2013，14（6）：500－515.

［21］　王聪，姚昶，宋波洋. 许芝银教授以补气活血通络利水法治疗乳腺癌相关淋巴水肿经验［J］. 南京中医药大学学报，2022，38（09）：827－830.

［22］　李思佳，蔡慧君，陈飘逸，等. 谢长生基于"血不利则为水"辨治乳腺癌相关淋巴水肿经验介绍［J］. 新中医，2022，54（08）：162－165.

［23］　石鹏，田鲲鹏，王鹏林，等. 活血利水法治疗痔术后肛缘水肿［J］. 中外健康文摘，2012，9（19）：262－263.

［24］　张宇君. 止痛如神汤加减治疗痔疮术后肛缘水肿的效果研究［J］. 中国现代药物应用，2021，15（21）：211－214.

第三节　活血利水法在骨伤科的临床应用

血瘀是骨伤疾患的原发病理因素，破坏了人体内环境的内在平衡性，必然会引起继发性病理改变，导致气、血、津、液的平衡紊乱，血停为瘀，气滞郁热，津停为水，最终形成血水为患的病理特征。活血化瘀法只站在单一、孤立的原发性病理因素角度，忽视了中医学的整体思想，而活血利水法则更为深刻、全面、完整。其不只对血水为患的患者适用，对单纯瘀血内阻患者，稍佐以利水之品更能增强疗效，故活血利水优于活血化瘀法不言自明矣。

一、活血利水法治疗骨折初期肿胀

暴力致骨折后，局部脉络破损，血溢肌腠之间，则见肿胀，甚至出现张力性水泡。张仲景指出"血不利则为水"，血之瘀积阻碍津液循行，而致津液停聚，水停反过来又可加重血瘀，水液凝聚为痰，痰瘀互结，新血不生则日后骨不能续。故治疗骨折除重视正骨手法及固定外，还应注重活血利水，可促进肿胀消退。

中医治疗骨折遵循三期辩证的原则，早期宜"活血化瘀，消肿止痛"。骨折初期不仅有局部疼痛，而且有局部肿胀，尤其是某些部位的闭合性骨折，如前臂、胫腓骨双骨折、Pilon 骨折等，因肿胀可引起严重的并发症，如骨筋膜室综合征，故肿胀是骨折初期的主要矛盾。其治法应以活血利水为主，以消除肿胀。活血利水法对骨折早期肿胀及疼痛缓解有着良好的作用，优于单纯使用活血化瘀药物。即在活血化瘀的同时加入适量的利水渗湿药，不仅能增强活血化瘀的作用，而且能加快肿胀的消退，收到活血与利水单用难奏之效。方用行湿汤：黄柏 10 g，牛膝 15 g，苍术 10 g，薏苡仁 30 g，茵陈 15 g，泽泻 15 g，甘草 5 g，忍冬藤 30 g，白术 15 g，黄芪 20 g。

二、活血利水法预防下肢术后深静脉血栓形成

深静脉血栓形成是指血流在下肢深静脉内不正常的凝结，属静脉回流障碍性疾病。下肢术后常需卧床休息，患肢活动受限，导致血流缓慢；同时手术牵拉不可避免地会损伤动静脉管壁，使血管壁内皮细胞受损，胶原纤维暴露；若患者为老年人，平素多有原发性高血压、冠心病、糖尿病等基础病，血液多呈高凝状态，这些因素都将导致术后下肢深静脉血栓形成的发生率大增。

深静脉血栓形成属于中医学"血瘀证"范畴，是由瘀血阻滞经脉，气血运行受阻，气滞血瘀，脉络痹阻而致，与中医"脉痹""股肿""恶脉"的某些证候相近，治疗以活血化瘀、利水通络为基础。血栓乃有形之物，留于脉道，阻滞经络，临证见患肢肿胀，按之没指，疼痛，活动受限，可伴有局部皮温增高。此瘀水乃缓慢而渐生，自难以速去，治难以骤消，宜缓图之。在活血的基础上加以利水，加速水液代谢，消除肢体肿胀，减轻术后疼痛，能快速缓解术后血液高凝状态。

可予以活血通脉汤：当归尾 10 g，赤芍 15 g，茯苓 30 g，桃仁 15 g，金银花 30 g，川芎 12 g，丹参 30 g，三棱 10 g，莪术 10 g，水蛭 15 g，泽泻 30 g，防己 20 g。本方包含桃红四物汤的主要组成如当归尾、赤芍、桃仁、川芎等；"一味丹参功同四物"，丹参能加强活血化瘀、消肿止痛之效；三棱、莪术破血逐瘀，加强祛瘀功效；泽泻、防己利水消肿；水蛭疏通经脉；瘀血可郁而发热，故用土茯苓、金银花清热解毒。全方共奏活血消肿、祛瘀通脉之功效，用治下肢骨折术后患者，其消肿祛瘀作用强劲，临床疗效肯定。

或予以桃红四物汤加五苓散：桃仁 9 g，红花 6 g，当归 9 g，生地黄 12 g，赤芍 9 g，川芎 6 g，茯苓 9 g，泽泻 15 g，猪苓 9 g，白术 9 g，桂枝 6 g。桃红四物汤活血祛瘀，辅以行气养血，方中以桃仁、红花为主，取其破血消癥之效，力主活血化瘀；熟地黄养阴补血，当归养血滋肝；芍药养阴柔肝止痛，川芎活血行气。全方配伍得当，活血养血，祛瘀生新，气机调畅，诸药共奏活血化瘀消肿止痛之功效。下肢术后患者多以湿热为主，故去熟地黄，予生地黄以减轻熟地黄滋腻之性，增强清热活血之功效；以赤芍代替白芍，增强清热凉血、活血散瘀之功效。五苓散主要作用为利水渗湿，健脾助运，温阳化气，方中以泽泻之淡渗利水为君，通利水道；臣以茯苓、猪苓，甘淡入肺，而通膀胱；佐以白术健脾祛湿，桂枝温阳化气。

三、活血利水法治疗急性踝关节扭伤

踝关节扭挫伤，中医认为其病机为气滞血瘀。"损伤之症，肿痛者，乃瘀血凝结作痛也"。人体正常

时血流于脉外，运行通畅，周流不息，营养全身及脏腑，温煦四肢百骸，濡润经脉、络脉。一旦外伤，则血溢脉中，蓄留于内，积成瘀阻，瘀阻不通，则气血运化失常，瘀积不散，则生肿痛，所以临床治疗上多以活血化瘀为要。而以活血化瘀利水法为治疗主法，减轻局部肿痛的效果会更快、更好。医圣张仲景提出了"血不利则为水"这一著名论点，说明了跌打损伤导致的瘀血内停能影响水津之布散，以致在局部形成水肿，出现了局部的肿胀。同时外伤血瘀证的实验室检查常可见微循环障碍、血液流变学异常、血液凝固性增高，或纤溶活性降低、血小板聚集性增高，或释放功能亢进等。因此，在急性踝关节扭伤的治疗中，以活血化瘀法和利水法并用，其临床效果优于单一的活血化瘀法。

以活血利水法为治法的基本方：桃仁 15 g，红花 10 g，当归 10 g，川芎 6 g，赤芍 15 g，三七片 12 g，牛膝 10 g，木通 9 g，车前子 15 g。随症加减：气虚加黄芪 15 g 以益气活血；实热加蒲公英 30 g 以清热解毒。方中四物汤活血养血，配桃仁、红花破血行瘀，去生地黄之腻滞，加三七片以增强祛瘀止痛之功，车前子、木通性寒而归膀胱经，功能利水渗湿消肿，牛膝引药下行。诸药合用，内服外洗，共奏活血化瘀、利水消肿之功。

四、活血利水法治疗外伤性肿胀

外伤后引起的肿胀为临床常见体征，一般分为外伤早期的瘀肿和后期功能锻炼后出现的水肿，其自行消退缓慢。采用中药治疗对缓解病情、促进伤肿消退疗效确切。外伤必伤气血筋骨，《素问·阴阳应象大论》曰："气伤痛，形伤肿。"故气滞血瘀是损伤早期的必然产物，影响局部功能活动，在治疗上宜选用活血止血、化瘀定痛之品，以制止外渗之血，改善病变部位血液循环，加速离经之血之化散、吸收，以利于病变部位早日愈合。

早期用药以活血化瘀为主，常用如三七粉、茜草、生地黄等中药，尤其是应用生大黄更能起到活血止血、祛瘀生新的作用，并能预防伤处感染。人体为一整体，外力损伤某一部位，经络受损，势必影响机体调节功能，所以损伤日久，肝、肾、脾、胃功能必然受到影响，以致经络不通、气化不利而造成患处瘀肿、水肿。故损伤后期用大剂量健脾益气、利水活血之品，如薏苡仁、黄芪、茯苓等，以加速祛除病理产物，有利于局部经络通畅，血供正常，缩短病程。

瘀肿型以活血化瘀、消肿定痛为主。基本方由桃仁 10 g，红花 6～8 g，当归 12 g，赤芍 15 g，生地黄 20 g，三七粉（吞服）3～6 g，生大黄（后下）6～10 g，泽兰 10 g，茯苓皮 30 g，忍冬藤 30 g，炮山甲 6～10 g，赤小豆 30 g 组成。随症加减：上肢伤肿加桑枝、丹参；下肢肿胀加川牛膝；疼痛剧烈者加乳香、没药、玄胡等。

水肿型以活血通络、利水退肿为主。基本方为生薏苡仁 30～60 g，茯苓 20 g，茯苓皮 20 g，生黄芪 30～50 g，当归 15 g，鸡血藤 20 g，泽兰 10 g，土鳖虫 10 g，五加皮 10 g，木瓜 10 g，络石藤 30 g，生姜 20 g。随症加减：上肢水肿加桂枝、牛膝、草薢；伤处麻木疼痛加蜈蚣、白芍；肝肾亏损加桑寄生、杜仲。

五、活血利水法治疗急性腰椎间盘突出症

腰椎间盘突出症是腰椎间盘退行性变，或外力作用引发纤维环破裂和髓核突出，刺激和（或）压迫神经根导致的以腰背痛和下肢疼痛、麻木为主的临床综合征。急性腰椎间盘突出症的基本病机为血瘀与水湿互结为患，即血瘀气滞、气血运行不畅，水湿停滞，血水互结，腰部经脉滞塞，不通则痛。其症状较重、病程短，中医以急则治其标为治则。腰为肾之府，为督脉所主。腰部受损，外伤筋骨，内伤肾气，督脉受损，诸阳经气不利，脏腑气机升降失常，则腹胀、便秘；肾为水脏，与膀胱相表里，肾气受损，膀胱气化不利，则发为癃闭。正如《素问·缪刺论》曰："人有所堕坠，恶血留内，腹中胀满，不得前后，先饮利药。"故治疗当活血利水、攻下逐瘀。

药用黄芪 50 g，泽兰 15 g，牛膝、川芎各 20 g，延胡索 25 g，狗脊、透骨草、炙甘草各 10 g。牛膝活血化瘀，引血下行为君。川芎辛散温通，乃血中气药，活血祛瘀兼行气，功擅行气活血，消肿止痛；

延胡索辛散苦泄，活血之中兼有破瘀之功；主治血行不畅，停滞凝聚，或离经之血积于体内，影响气血运行的血瘀证；川芎、延胡索活血行气止痛，气行则血行，增强活血化瘀功效，共为臣药。黄芪补气养血，可收去瘀散结之功效，故重用黄芪取其益气利水消肿，气为血之帅，推动血行；利水消肿而不伤正；泽兰行水消肿，活血祛瘀，消散瘀滞止痛，与黄芪共为佐药，加强利水消肿之效。配合透骨草、炙甘草行气散瘀止痛。全方共奏活血利水、消肿止痛之功。

六、活血利水法治疗膝关节交叉韧带重建术后肿胀

膝关节交叉韧带断裂后会使膝关节的力学结构和稳定性发生改变，如果不及时治疗会加重关节的磨损，增大发生膝骨性关节病变的概率，影响患者的运动功能和生活质量，目前膝关节镜下韧带重建以其安全、方便、创伤小的特点成为治疗的首选。但重建术后出现关节腔的肿胀以及疼痛成为骨科医生面临的难题，究其原因是关节镜手术过程中难免会造成其周围的血管网及软组织损伤，膝关节的内环境受到刺激发生炎症反应。肿胀轻者经过膝关节腔穿刺及其他适当处理，积液被淋巴系统吸收而自行消退；肿胀重者经穿刺肿胀会消退，但是往往可能会反复发作。此外，肿胀还可能由于术中用大量的生理盐水作为冲洗液体使得部分灌洗液体残留，同时手术过程中使用下肢止血带未能及时发现出血点，引起术后血液流速滞缓，从而引起术后关节腔的早期肿胀。

中医学认为膝关节交叉韧带断裂重建术后早期肿胀多属"水肿""筋伤"的范畴。《黄帝内经》指出"膝为筋之府"。膝为足三阴经经络的必经循行之处，经络的作用是联系内外、运行气血，筋脉受损，血不循经，溢于脉外，经络不能将经营卫之气运达膝府，气不能推动血液和津液的运行，故"水湿"和"瘀血"在患处停聚。对于术后的早期肿胀，中医认为术后重点宜活血化瘀、渗水利湿，张仲景曾在《金匮要略》中提出血水同治的理论，活血可以渗利水湿，利水可以促进瘀血的代谢。

当归芍药散是活血利水代表方剂，同时又是肝脾同调的典型方剂，治疗关节镜术后的早期肿胀和缓解疼痛有明显作用。当归芍药散出自《金匮要略·妇人妊娠病脉证》，具有调血养肝、渗湿健脾功效。此方由当归、川芎、白芍、茯苓、泽泻、白术六味药物构成，可以分为两组，第一组：当归、芍药、川芎，为治疗血证的"方因子"，和血舒肝；第二组：茯苓、泽泻、白术为治疗水证的"方因子"，健脾运湿。以此来改善和调节身体和局部的血循环障碍和水循环障碍，两对方因子共奏养血活血、行水健脾的功效。

七、活血利水法治疗膝关节滑膜炎

膝关节滑膜炎作为一种常见骨关节病，其主要症状为膝关节肿胀感，伴或不伴有膝关节疼痛及活动受限，严重者可致关节畸形，使患者丧失活动功能，影响其生活质量。现代医学认为其病因主要为滑膜受到刺激后产生的炎症，使滑膜充血、水肿，表面绒毛样增生、滑膜增厚。中医学认为其病机是本虚标实，湿浊痰瘀互结，治法以活血行气、利水消肿、通利关节为主。此病早期多为瘀血水湿互阻经络，瘀血闭阻经络致关节疼痛，水湿运化失司、结聚化热致关节红肿；晚期逐渐发展为气血亏虚，肝肾失养，经络失于濡养致关节变形。

可口服滑膜炎汤，组方如下：姜黄 12 g，桃仁 10 g，泽泻 15 g，牛膝 10 g，茯苓 15 g，川芎 10 g，红花 10 g，甘草 10 g，炒薏苡仁 15 g，补骨脂 10 g，生白术 15 g，生黄芪 10 g，水煎服，每日 2 次。临证加减：湿盛者加防己 10 g；脾虚湿盛者加党参 10 g，苍术 10 g；肾虚者加杜仲 10 g，狗脊 10 g，木瓜 10 g；疼痛甚者加威灵仙 10 g，延胡索 10 g。同时可外敷活血消肿方：川芎 10 g，泽泻 15 g，苏木 10 g，北刘寄奴 10 g，透骨草 10 g，酒大黄 5 g，伸筋草 15 g，赤芍 10 g，红花 10 g，青皮 10 g，海桐皮 10 g，荆芥 6 g，水煎外用，每日 2 次。口服滑膜炎汤以姜黄、桃仁、红花等活血化瘀，泽泻、牛膝、茯苓等利水消肿，生黄芪、炒薏苡仁、生白术、补骨脂等健脾补肾，诸药合用标本同治，补泻兼施，活血不伤正，利水不伤阴。外用活血消肿方以青皮、赤芍、红花、川芎、酒大黄等理气活血，伸筋草、透骨草、海桐皮等疏经通络，稍加荆芥祛风通络。内服配合外用共奏活血祛瘀、利水消肿之功。

八、活血利水法治疗急性软组织损伤

急性软组织损伤属于中医学之急性筋伤范畴，发病甚为常见，可发生于任何年龄，以青壮年居多。临床常表现为局部肿胀、疼痛、功能障碍、青紫瘀斑等。中医认为，机体受到暴力损伤后，局部经脉受损，血脉破裂，血溢脉外，羁留于肌肤腠理之间，发为血肿，致局部气、血、津液运行不畅，运化失常。瘀血内停，水津外渗，水湿停留于机体的局部而产生水肿。急性筋伤的发病过程可归纳为：局部感受暴力之后，筋不束骨，机关不利，遏阻气机，血水停滞，瘀水为患，乃为肿痛。故而治当活血利水为主，兼以内外同治。

方用活血利水 1 号方：赤芍、当归、桃仁、红花、乳香、没药、生地黄、苏木、牛膝、泽泻、泽兰、猪苓、甘草等。方中桃仁、红花、当归、生地黄、赤芍用量通常为 10～15 g，泽泻、泽兰常用量为 12 g，而利水佳品猪苓则通常用 15～20 g，并可视患者肿胀严重程度酌情调量。方中桃仁、红花为君，二药皆有活血化瘀之力，且擅入心、肝二经，相须为用后活血祛瘀之力更佳，且有消肿止痛、祛瘀生新之功。伍以赤芍，助桃仁、红花二者活血祛瘀之力更佳。生地黄甘寒，清热凉血，滋阴养血，与当归合用则活血而不伤正，祛瘀而不伤新；苏木辛、咸，入心、肝、大肠经，活血定痛，为消瘀滞肿痛之要药；乳香、没药既助桃仁、红花、当归、赤芍活血，又助气行，气为血帅，气行则血行；猪苓与牛膝相伍，牛膝祛瘀通脉，可引诸利水药入血分，更兼猪苓渗湿利水，开发腠理，使血水去之有路。加之泽泻、泽兰轻能入络，淡可导湿，两者同用，相得益彰。甘草为使，功堪国老，和合诸药。诸上各味消除水湿，性强力专，直抵病所。全方活血与利水相伍，既行血分瘀滞，又利水分停聚；祛瘀与养血同施，则活血而无耗血之虑，行气而无伤阴之弊。相济使用，使邪去有门，血水运行有路，可堪活血利水、消肿止痛之妙用。

九、活血利水法治疗痛风性关节炎

痛风是嘌呤代谢紊乱及（或）尿酸排泄障碍导致高尿酸血症，表现出单钠尿酸盐沉积于骨关节、肾脏和皮下等部位，引发的急、慢性炎症和组织损伤的代谢性疾病。临床上常以高尿酸血症、反复发作的急慢性关节炎（多为单一关节）、尿酸盐沉积形成痛风石为特点，严重者可致关节畸形、关节活动和功能障碍、肾尿酸结石、痛风性肾病等。现代医学认为痛风的发病机制主要有两方面，一是体内嘌呤代谢紊乱而致尿酸生成过多，在血液中尿酸盐浓度增高或过饱和状态下容易发生；二是尿酸排泄减少而致高尿酸血症，肾脏或肠道代谢功能减退或内环境 pH、温度、盐浓度、软骨基质成分发生改变时，都会引起尿酸排泄障碍，血清尿酸盐浓度代偿性增加。

中医认为引发痛风的具体原因复杂多样：或因居处潮湿，或淋雨涉水，或饮酒当风，或汗出浴水，或立湿地，或扇风取凉，或卧当风，或因醉犯房，皆能致之。虽说法不一，但皆离不开风、寒、湿、热邪的致病作用，风寒湿气乘虚袭于经络，气血凝滞日久而化湿、化痰、化瘀，蓄于骨节之间发为痛风。又如《金匮要略》所载"身体尪羸"，痛风患者常伴先天禀赋不足，形体瘦弱，后天或因饮食劳倦，或因感受外邪，致使脾胃运化失司、肝胆疏泄失职，气血凝滞郁而化火。湿凝为痰，血停为瘀，湿浊、痰饮、瘀毒痹阻关节，则发为痛风。

急性期应活血利水、清热解毒，方能使邪祛而痛止，常用方剂为四妙丸或萆薢渗湿汤合上中下通用痛风方。常用药物萆薢、茯苓、泽泻、薏苡仁、苍术、黄柏、牛膝、丹参、车前子、六一散、生甘草等。若见肤温高，自觉局部灼热者，多加用虎杖、赤芍、牡丹皮、金银花、蒲公英、垂盆草、金雀根、山慈菇等，以清热凉血解毒；若疼痛剧烈，局部肿胀明显者，加用忍冬藤、蟾酥、延胡索、地龙等，以消肿止痛；若伴见口干口苦，胸脘痞闷，烦躁者，多加百合、黄芩、焦栀子，以清热养阴安神；若见发病关节肿胀明显，皮肤紧绷发亮者，多加用防己、玉米须、地耳草等，以利水化湿消肿；若湿热内蕴，郁而化热，致阴液耗损，伴见口干口渴、便燥者，可加用淡竹叶、石斛、芦根等，以清热而不伤阴。

缓解期实则以虚实夹杂为其本质，因此要注意标本兼顾，在活血利水的同时疏肝健脾益肾。此期气机不畅，脾肾不足，邪毒留滞，治以活血利水，通调脏腑，疏肝健脾益肾，方宗血府逐瘀汤合寄生肾气丸。用药多选牛膝、车前子、泽泻、苍术、熟地黄、山茱萸、枸杞子、桃仁、红花、枳壳等。若腰膝酸软，水肿，倦怠乏力，少尿或无尿等肾虚表现较为突出，多加用牛膝、杜仲、菟丝子、淫羊藿、黄芪、茯苓、鹿衔草等，以加强补肾健脾、化湿泄浊之功；若出现尿中泡沫增多，有蛋白尿者，多加用芡实、金樱子、仙茅、淫羊藿；若出现肾结石，则加用六月雪、白茅根、荔枝草、滑石、石韦、金钱草等。

痛风后期痰夹瘀血，瘀血夹痰，痰瘀同病，故应重在痰瘀并治，即血水并治。同时久病气衰，气衰则血行不畅，久必加重瘀血，气血不通亦使津液难行，若想气血调畅，痰消而结散，万不可忽视气之重要性；且痛风后期需痰瘀并治，然此法属消法，易耗血伤气，损伤人体正气，需得辅以益气扶正之品，使邪祛的同时，亦能安正。因此痛风后期治疗以活血利水、益气扶正为主，方可使正气得复，气机调畅，血络瘀滞得除，化痰消瘀、通络散结之效事半功倍。方宗双合汤合四君子汤，药用当归、川芎、桃仁、红花、茯苓、陈皮、党参、白术等。若见筋骨痿软不用，肌肉萎缩，乏力短气者，多加用党参、黄芪、太子参扶正补虚、健脾益气，补骨脂、桑寄生、狗脊强筋健骨；若多发痛风结石，常加用山慈姑、王不留行、莪术、半夏等化痰散结消瘀；若见关节肿大变形者，多以穿山甲、肿节风、露蜂房、熟大黄等活血化瘀，通利关节；若伴见渴不欲饮，舌暗或有瘀点，舌下脉络瘀曲者，多加用鬼箭羽、泽兰、赤芍、鸡血藤、川芎等，以活血化瘀、行气通络。

总体而言，骨伤疾病，早期以壅滞为主，治以活血利水为要；中期则气血耗伤与血瘀水阻并存，治以调养气血、活血利水；晚期以脏腑损耗为主，治以补损养虚、通络利湿。骨伤疾患的全过程都以血水为患为关键病机，故活血利水法适用于骨伤疾患各个治疗期。在剂量上，对于急症、实证，急攻其实，治其标为要，应以大剂利水配合活血之品，主药剂量应大于 30 g，中病即止。体质强者，可予槟榔、三棱之品；体质弱者，可予茯苓、当归之类。对于缓者、虚者，当缓攻轻利，防耗伤正气，故应以中小剂量利湿和血之品。

参考文献

［1］ 司誉豪，马勇，郭杨，等. 马勇运用活血利水法论治急性筋伤经验［J］. 中华中医药杂志，2018，33（9）：3951 - 3954.
［2］ 于炜. 活血利水方治疗腰椎间盘突出症 30 例［J］. 陕西中医，2013，34（9）：1151 - 1153.
［3］ 沈淑劲，卢建华，储小兵，等. 活血利水法对全膝关节置换术后血栓弹力图及凝血功能的影响［J］. 中华中医药杂志，2022，37（2）：1209 - 1212.
［4］ 马勇，周龙云，郭杨，等. 活血利水为骨伤治法刍议［J］. 中国中医药信息杂志，2018，25（1）：99 - 101.
［5］ 王正，王峰，张建华，等. 活血利水法在骨伤科疾病中的临证应用［J］. 安徽中医学院学报，2011，30（4）：35 - 36.
［6］ 沈楚龙，包杭生，胡永波，等. 活血利水法预防下肢骨折术后深静脉血栓形成的疗效研究［J］. 广州中医药大学学报，2013，30（3）：326 - 329.
［7］ 宋兴洲. 活血利水法在损伤早期的应用［J］. 湖南中医药导报，2001，7（10）：514 - 517.
［8］ 刘永裕，郑泓，潘国铨，等. 活血利水法治疗闭合性单纯内踝骨折早期肿胀的疗效观察［J］. 世界中西医结合杂志，2014，9（7）：765 - 767，770.
［9］ 邓伟，钟宇芳. 活血利水法治疗急性踝关节扭伤［J］. 中药材，2004，27（12）：958 - 960.
［10］ 林章根. 活血利水法治疗外伤性肿胀临床观察［J］. 实用中西医结合临床，2006，6（2）：46 - 47.
［11］ 杨炎彬. 活血利水法治疗急性腰椎间盘突出症的疗效研究［D］. 广州：广州中医药大学，2011.
［12］ 彭元华. 颅压平口服液治疗急性颅脑损伤的临床研究［D］. 广州：暨南大学，2003.
［13］ 郑泓. 活血利水法治疗闭合性单纯内踝骨折早期肿胀的疗效观察［D］. 广州：广州中医药大学，2011.

第四节　活血利水法在肿瘤科的临床应用

肿瘤严重危害着人类健康，全球癌症疾病负担在近年来呈持续上升趋势，恶性肿瘤仍然是全球人口死亡的首要病因。其中，中国恶性肿瘤的发病率、死亡率均为全球第一。肺癌、乳腺癌、淋巴瘤等恶性肿瘤疾病进展到后期出现的恶性胸腔积液，恶性肿瘤累及腹膜或腹膜原发性肿瘤所致的癌性腹腔积液，以及乳腺癌、宫颈癌术后出现的淋巴结水肿等，西医尚未有较好的治疗方法。

对于血瘀水停、水血互结引起的恶性胸腔积液、癌性腹腔积液，或因手术或放疗引起的水肿，活血利水法对此类症候有显著的改善作用。"血不利则为水"载于《金匮要略·水气病脉证并治第十四》，曰："经为血，血不利则为水，名曰血分"，"血不利"指脉中凝滞之血、离经之血和阻经之血不利，呈现的状态为瘀血。"水"是指因"血不利"而使津液输布代谢失常所呈现的病理状态：一是水溢肌肤之水肿；二是血脉凝滞、水溢脉外导致的充血性水肿；三是由血脉渗入体腔内的积液。故《血证论》曰："水病而不离乎血，血病而不离乎水。"治疗时，一方面需根据瘀血的成因选择合适的祛瘀之法，另一方面应全面掌握血与水之间的内在联系。以下将详细论述活血利水法治疗癌症所致的不同积液水肿。

一、活血利水法治疗恶性胸腔积液

恶性胸腔积液是指原发于肺、胸膜的肿瘤或继发性转移肿瘤侵犯胸膜而产生的胸膜腔积液，是恶性肿瘤中晚期常见的并发症之一，恶性胸腔积液提示患者病情进展或肿瘤处于中晚期，生存期缩短，预后不良。目前西医通常采用留置胸腔引流管、胸腔内灌注药物、胸膜固定术、利尿等方法治疗。长时间应用利尿药会导致患者出现电解质紊乱、恶心呕吐、肌肉痉挛、心律失常等一系列不良反应。中药治疗为少、中量胸腔积液患者与不耐受有创疗法的患者提供了另一种治疗思路，可缓解临床症状，改善患者生活质量。

恶性胸腔积液可归属于中医"悬饮"这一范畴论治。张仲景《金匮要略·痰饮咳嗽病脉证并治》曰："饮后水流在胁下，咳唾引痛，谓之悬饮。"《太平圣惠方·卷第六》记载："肺为四脏之上盖，通行诸脏之精气，气则为阳，流行脏腑，宣发腠理，而气者皆肺之所主。"肺助心行血，主宣降，当肺脏宣降失调，肺气亏虚，无力推动血行，瘀积脉中，成为病理之水。由于肺脾肾三脏水液代谢功能失常，影响肺脾肾及三焦运化水液，津液停聚化生水饮与瘀血互结于胸胁而发为本病，治疗以利水活血、通阳化气为主，辅以健脾助运。

肺肾阴虚虚火上炎者，症见咳嗽吐痰，或痰中带血，咽喉燥痛，潮热盗汗，舌红少苔，脉细数。治以养阴活血利水。常用百合固金汤，中药组方：玄参15 g，生地黄15 g，赭石15 g，北沙参15 g，贝母15 g，焦山楂15 g，瓜蒌20 g，丹参20 g，党参20 g，百合20 g，鸡内金10 g，延胡索10 g，砂仁8 g，黄芪30 g。

痰瘀互结者，症见咳痰，胸闷，胸痛，恶心，肢麻，舌紫苔腻。治以化痰祛瘀。方选血府逐瘀汤加减，基本方：当归9 g，生地黄9 g，桃仁12 g，红花9 g，枳壳6 g，赤芍6 g，柴胡3 g，甘草3 g，桔梗4.5 g，川芎4.5 g，牛膝10 g。随证加减：加用白术、茯苓、黄芪、炒山药以益气健脾，灯心草、大腹皮、茯苓以利水。

饮停瘀结者，症见气喘，胸胁痛，倚息不得卧，泛吐清水，唇甲发绀，舌紫苔白滑，脉细弦。治以泻肺逐饮，益气活血。方选葶苈大枣汤：葶苈子20 g，大枣10 g，茯苓25 g，猪苓10 g，车前子15 g，泽泻10 g，黄芪20 g，半枝莲15 g。依据兼证进行药物加减，可用当归、芍药、桃仁等养血活血；血瘀重证者，可选用水蛭、虻虫破血。

二、活血利水法治疗癌性腹腔积液

恶性腹腔积液又称癌性腹水，主要是由于癌变组织分泌的介质使腹膜血管通透性增加，从而引起水液代谢失衡，最终导致液体异常增多，临床可表现为腹部膨隆、食欲下降、恶心呕吐、全身乏力、腹痛腹胀甚至胸闷、呼吸困难、下肢浮肿等症状，是晚期恶性肿瘤常见的并发症之一。它的出现提示肿瘤的终末期，预后差，近90%的癌性腹水患者生存期不足6个月。目前，临床上多采用腹腔穿刺引流、利尿剂、输注白蛋白等方法治疗，这些治疗方法虽有一定疗效，但产生的并发症会进一步加重患者的痛苦，病情反复，效果不理想。癌性腹水归属于中医学"臌胀"范畴，关于臌胀的记载最早见于《黄帝内经》，如《灵枢·水胀》曰："鼓胀何如？岐伯曰：腹胀，身皆大，大与肤胀等也，色苍黄，腹筋起，此其候也。"《诸病源候论》曰："若气血俱涩，则多变为水病也。"瘀血停于腹中影响了水液的运行，导致水液留于腹中，是为"血病及水"；水液留于身体各处又可成为致病原因，导致瘀血加剧，是为"水病及血"。

癌性腹水治疗上多采用补虚药治其本，利水渗湿药和活血祛瘀药治其标，在利水渗湿基础上应补虚健脾、温脾肾、清虚热和化痰通络。临床上多采用黄芪、党参、白术、茯苓健脾益气，泽泻、大腹皮、车前子渗湿利水，益母草、赤芍、大黄、丹参、桃仁、鸡血藤活血化瘀。一方面应根据瘀血的成因选择合适的祛瘀之法，另一方面应全面掌握血与水之间的内在联系选择合适的治法。

脾肾阳虚证患者多为久病耗损脾气，脾运化不利，水饮内停；肾阳不足，下焦失温，加上水为阴邪，易损阳气，水湿泛滥。临床多见腹大胀满，脘痞满闷，喜温喜按，神倦乏力，面色㿠白，四肢浮肿，小便不利，舌胖大、苔淡白，脉沉细而无力。治以温阳活血利水，附子汤结合五苓散为主，基本方为：制附子30 g，人参6 g，芍药30 g，茯苓30 g，猪苓15 g，泽泻9 g，白术15 g，桂枝9 g，炙甘草6 g，水蛭15 g。随证加减：加续断、杜仲、干姜、吴茱萸、补骨脂等以增强温补之力；常用大腹皮、葫芦、薏苡仁、车前草等以增强利水之用；佐以鸡血藤、郁金、姜黄等活血通络。

脾虚气滞证患者因肿瘤晚期正虚邪恋，脾失健运，气机升降失调，水湿停聚。症见：腹满如鼓，气短不舒，面色萎黄，神疲乏力，少气懒言，纳差、便溏，舌淡边有齿痕、苔白腻，脉迟缓无力。治以行气活血利水，基本方为：黄芪、大腹皮各30 g，薏苡仁24 g，党参、白术、茯苓各18 g，泽兰15 g，猪苓12 g，泽泻12 g，车前子12 g，半枝莲12 g，莪术12 g，丹参12 g，防己10 g，附子9 g，甘草6 g。根据不同兼症，随证加减：症见咳嗽喘促，胸闷气短，酌加瓜蒌皮、紫苏子、枳壳、苦杏仁以理气宽胸；腹胀重者，可加旋覆花、玫瑰花、佛手花以舒肝和胃降气。

阴虚内热证者，因腹水日久化热，水热互结，气化不利，阴虚水停。症见：腹大胀满，口干欲饮，心烦难眠，自汗盗汗，小便不利，舌红苔少，脉弦细数。治以养阴活血利水，多用猪苓汤加减，基本方为：猪苓30 g，茯苓15 g，泽泻15 g，阿胶15 g，滑石10 g，苦参10 g，黄芪50 g，葶苈子10 g，龙葵20 g。随证加减：见小便不利，加车前子、木通以利水；发热口渴明显，加淡竹叶、栀子清热止渴；心烦不寐，加莲子心、黄连以去烦安神。

水瘀互结证癌性腹水，多因肿瘤患者疾病进展较快，恶性消耗高，机体气血受损，血行不畅，形成瘀血，腹水是瘀血的病理产物，临床可见面色晦暗无华，爪甲紫暗，腹痛，痛有定处，舌质暗淡或有瘀点，脉沉弦或沉涩。治以活血利水，多用当归芍药加减，基本方为：当归10 g，白术10 g，白芍30 g，泽泻20 g，薏苡仁15 g，川芎10 g，茯苓10 g。根据患者兼证不同，进行药物加减，可加郁金、姜黄、乳香、没药，加强行气活血、化瘀抗瘤的作用，并配合利水祛瘀药同用，如益母草、牛膝、王不留行等以增强疗效。

三、活血利水法治疗乳腺癌术后/放疗后上肢淋巴结水肿

乳腺癌是发生于乳腺上皮或导管的恶性肿瘤，是女性最常见的癌症之一。其治疗主要以手术为主，术后常出现多种并发症，其中上肢淋巴水肿最为常见。手术重建淋巴回流通道、负压吸引改善淋巴引流等是目前治疗淋巴水肿的主要方法，但疗效欠佳，容易反复。乳腺癌术后淋巴水肿可归属于中医学"水肿"范畴，《诸病源候论·虚劳四肢逆冷候》曰："四肢为诸阳之末，得阳气而温，而脾肾阳虚则水湿不得运化，积蓄成毒而为上肢肿胀。"《医林改错》曰："元气既虚，必不能达血管，血管无气，必停留而

瘀。"气虚无力行血，瘀血阻滞津液，津液聚于患肢而成为水肿。

乳腺癌术后淋巴水肿的病因归为机体气、血、水三者功能失常。乳腺癌术后耗气伤血，使正虚者更虚，气虚无力推血行，血行不畅，脉络瘀阻加重，血不利则为水；并且气虚致水液不能输布，溢于肌肤而生水肿。故本病多为本虚标实之证，气虚为本，血瘀、水湿为标，治疗上以益气活血化瘀、通络利水消肿为主而标本兼治。

气虚血瘀证者，是乳腺癌手术治疗之后，患者正气更虚，术后出血、血瘀。气虚则血不得运，血行不畅则致血瘀。血瘀反之又加重气虚、阻碍气机运行。症见：神倦懒言，声低气短，面色无华或萎黄，舌淡紫或暗红边有瘀斑、苔薄白，患侧脉弱难触及，健侧脉沉涩无力。治以益气活血、利水通络，基本方组成：黄芪 30 g，当归 15 g，川芎 10 g，姜黄 10 g，丝瓜络 30 g，鸡血藤 30 g，半枝莲 15 g，露蜂房 10 g，马鞭草 15 g，汉防己 20 g，茯苓皮 15 g，白术 15 g，桑枝 15 g，地龙 10 g。结合外治活血化瘀膏，以乳香、没药、透骨草、细辛、伸筋草、红花、姜黄、蒲黄炭、当归、丹参、肉桂为主要成分，有活血化瘀、舒筋活络、消肿止痛之效，可以缓解患处的瘀血、肿胀等。

肝郁气滞证者，因乳腺癌发病与肝失疏泄、肝郁气滞息息相关，而乳腺癌手术以及局部化疗均会对肝之经络造成损伤，治以疏肝解郁、利水消肿、活血通络。基本方组成：柴胡 10 g，路路通 10 g，当归 15 g，海风藤 30 g，鸡血藤 30 g，络石藤 30 g，桂枝 10 g，郁金 10 g，车前草 15 g，车前子 15 g，水蛭 3 g。上肢红肿者，基础方上加金银花 10 g、蒲公英 10 g；虚火上炎、口苦眼干者，基础方上加郁金 15 g；精神萎靡、脉象虚弱者，基础方上加黄芪 15 g、太子参 10 g。

热毒蕴结证，多因术后脉络瘀滞，津液与瘀血积于上肢，郁久化热，加之术后放疗多属热毒灼阴伤津，内外毒邪相合加重水肿。治以养阴清热、化瘀利水。常用方为四妙勇安汤，药用：金银花 15 g，当归 15 g，玄参 15 g，甘草 6 g。随证加减，可加半枝莲、连翘、白花蛇舌草等清热解毒利尿，黄芪、玄参、麦冬、五味子等益气养阴。

脾虚湿瘀证的患者，脾在水液升降输布中起着枢纽作用，脾转输不及，水无所制，水肿渐成，治以健脾化湿、活血利水。方用参苓白术散加减：薏苡仁 30 g，鸡血藤 30 g，党参 10 g，茯苓 20 g，山药 20 g，泽泻 20 g，白术 15 g，炒扁豆 15 g，赤芍 15 g，炙甘草 9 g，春砂仁 9 g，桔梗 12 g，地龙 6 g。根据不同兼证，调整用药：柴胡、香附、陈皮、党参、白术等调达肝气、疏肝健脾；当归、鸡血藤养血活血；路路通、络石藤、车前子、桂枝等通络利水。

四、活血利水法在治疗宫颈癌术后/放疗后下肢淋巴结水肿

宫颈癌是妇科常见的恶性肿瘤，目前子宫切除术合盆腔淋巴结清扫术成为其标准术式，而下肢淋巴水肿是宫颈癌术后最常见的并发症之一，现代康复治疗包括淋巴水肿手法治疗、气压治疗、药物治疗、穿弹力袜及功能训练等，但临床疗效难以令人满意。下肢淋巴水肿属于中医"大脚风""象皮肿""水肿"等范畴，中医学认为该病主要是由于术中刀刃损伤脉络，术后风湿热邪入侵，流注四肢，或脾虚水停，湿遏气机，经络阻塞不通，导致气血运行受阻，水液内停，不走常道渗出脉外，蓄积于肌肤之内则引起下肢淋巴水肿。

根据"血不利则为水"理论，宫颈癌术后引起的下肢淋巴水肿，多为本虚标实，血水同病，在治疗上应扶正祛邪、血水同调，活血而不伤正，养血而不留瘀。急则治其标、缓则治其本，标本兼治，辨证施治。

急性期（湿热内蕴、气滞血瘀证）：初期术后损伤脉络，湿热阻滞，气滞血瘀，临床表现肢体可迅速增粗，双卜肢重度水肿，皮肤绷紧发亮，增厚，伴脘腹痞闷，口渴咽干，小便短赤，大便秘结，舌红苔黄腻，脉弦数或濡数。在活血利水的基础上清热利湿、理气化瘀，选用消肿汤：薏苡仁 30 g，鸡血藤 15 g，六一散（包）15 g，丹参 15 g，炒苍术 10 g，黄柏 10 g，川牛膝 10 g，当归 10 g，赤芍 10 g，牡丹皮 10 g，泽泻 10 g，车前子（包）10 g，车前草 10 g，丝瓜络 5 g。

恢复期（气血亏虚、痰瘀互结证）：恢复期则以气血亏虚、痰瘀互结为发病之本。临床表现为肢体

麻木、疼痛，运动功能障碍，下肢水肿，按之凹陷不易恢复，神疲乏力，面色萎黄，日久可形成象皮肿，舌质淡暗或有瘀斑，苔薄白，脉沉细等。临证常在活血利水的基础上，侧重益气养血、化痰祛瘀。选方多为补阳还五汤加减：黄芪 30 g，当归尾 12 g，赤芍 10 g，地龙 10 g，川芎 12 g，红花 6 g，桃仁 9 g，苍术 12 g，党参 12 g，白术 15 g，鸡血藤 15 g，贝母 12 g，冬瓜皮 30 g，茯苓皮 15 g，桑枝 30 g，牛膝 15 g，甘草 5 g。用药多在健脾利湿的基础上加黄芪、党参、桃仁、红花等以益气活血，加贝母、地龙等以化痰软坚。

痰瘀互结证者，因宫颈癌术后余毒未清，局部水邪停留日久，与热邪交结化为顽痰，而术后复发与转移的患者，多属痰瘀互结、痹阻经脉，久不愈合。治以化痰活血、利水消肿，膝红汤及消肿止痛膏外敷治疗。膝红汤药物组成：川牛膝 30 g，怀牛膝 30 g，红花 15 g，鸡血藤 30 g，木瓜 15 g，泽兰 12 g，桃仁 9 g，茯苓 30 g，黄芪 30 g，全蝎 6 g，蜈蚣 3 条，炙甘草 6 g。消肿止痛膏药物组成：苏木 60 g，赤芍 60 g，虎杖 50 g，三棱 30 g，莪术 30 g，三七 30 g，大黄 40 g，黄柏 20 g，泽泻 30 g，防己 30 g，打粉外敷。

脾肾阳虚证下肢淋巴结水肿，因宫颈癌术后伤及气血，脉络损伤，阳气不足，阳不化气，水液气化失宜，溢于肌肤，形成水肿。临床上多表现为下肢水肿，皮色不变，按之凹陷，伴腹胀与完谷不化、畏寒乏力、腰膝冷痛、苔白腻、脉沉濡等症状。治以活血化瘀、温阳利水。常用加味五苓散，其方药如下：黄芪 20 g，猪苓 15 g，茯苓 15 g，泽泻 15 g，白术 15 g，桂枝 10 g，葶苈子 15 g，车前子 15 g，泽兰 15 g，白芍 20 g，延胡索 15 g，当归 20 g，熟地黄 20 g。

五、活血利水法在脑肿瘤的术后或放疗后出现脑水肿的治疗

脑部肿瘤是指生长在颅腔的新生物，主要包含脑胶质瘤、听神经瘤和其他癌症转移瘤等，目前对于脑肿瘤的治疗方法有：手术治疗、放射治疗、化学治疗。无论是手术治疗还是放射治疗都易出现脑水肿这一并发症，临床常采用渗透性脱水、营养神经等治疗，虽有一定的效果，但多数效果欠佳。中医学中没有"脑肿瘤"或"脑水肿"的病名记载，根据"脑肿瘤""脑水肿"的临床表现，将其归属于"头痛""头风""中风""眩晕""厥逆""癥瘕"的范畴，认为脑为髓之海，风、火、气滞、血瘀、痰阻等均是脑瘤病常见病因。

朱丹溪在《丹溪心法·卷二》中指出"凡人身上中下有块者多是痰"，并形成"痰挟瘀血，遂成囊窠"的肿瘤病机学说。痰瘀化水，瘀血阻于脑窍，由瘀生水，因瘀致痰，最终瘀血、水湿、痰浊停于脑府，为脑出血后脑水肿的主要病机。在治疗时，宜活血利水、祛瘀除邪。

痰瘀互结证脑水肿患者，术后或放疗后会出现头晕、头痛，肢体困倦乏力，或伴有抽搐等，舌紫暗或有斑点，苔腻，脉弦涩。治以利水化痰、行血活血，常用五苓散与补阳还五汤合方加减，具体方药：桃仁 15 g，赤芍 15 g，红花 10 g，当归 15 g，川芎 15 g，茯苓 15 g，桂枝 10 g，白术 15 g，泽泻 15 g。

参考文献

[1] 汪义明，邓剑雅."血不利则为水"理论阐发与研究概述 [J]. 成都中医药大学学报，2021，44（02）：27 - 30.

[2] 胡成平. 2014 恶性胸腔积液诊断和治疗专家共识要点解读 [J]. 中国实用内科杂志，2014，34（08）：765 - 766.

[3] 杨建平. 百合固金汤治疗肺癌晚期并发胸水的临床观察 [J]. 光明中医，2018，33（21）：3164 - 3166.

[4] 张霆. 活血利水法治疗肺癌恶性胸腔积液探析 [J]. 中国中医急症，2007，（03）：313 - 314.

[5] 于斌，赵安斌，陈静蕊，等. 血府逐瘀汤对大鼠糖尿病性心肌病的影响 [J]. 中国病理生理杂志，2010，26（11）：2136 - 2141.

[6] 郝颖，迟文成. 葶苈大枣泻肺汤加减治疗非小细胞肺癌并发恶性胸腔积液的临床疗效观察 [J]. 世界最新医学信息文摘，2016，16（14）：145 - 146.

[7] 韩欣璞，朱潇雨，李杰. 基于"诸胀腹大，皆属于热"探讨癌性腹水的辨治 [J]. 中医杂志，2022，63（17）：1644 -1646，1653.

［8］　聂卢赛娜，郑亮. 从"血不利则为水"论治癌性腹水［J］. 辽宁中医药大学学报，2017，19（12）：177－180.

［9］　张岩，王仁平，王彬，等. 从"血不利则为水"谈活血利水法在癌性腹水中的应用［J］. 环球中医药，2019，12（11）：1699－1701.

［10］　张红爱. 温阳利水方结合腹腔化疗治疗消化道肿瘤合并恶性腹水［J］. 基层医学论坛，2014，18（S1）：110－111.

［11］　彭植强，苏林. 健脾利水活血方联合深部热疗治疗癌性腹水的临床研究［J］. 光明中医，2017，32（06）：840－842.

［12］　张红，张向业，潘小平. 猪苓汤加味治疗癌性腹水临床观察［J］. 中国中医药信息杂志，2009，16（11）：71，75.

［13］　韩利刚. 肝脾血瘀型恶性腹水应用当归芍药散加味治疗效果研究［J］. 亚太传统医药，2016，12（22）：150－151.

［14］　谭伟斌. 活血利水法治疗脑瘤术后水肿痰瘀互结证的疗效观察［D］. 广州：广州中医药大学，2015.

［15］　杨小娟，刘胜. 刘胜基于"血不利则为水"理论辨治乳腺癌术后淋巴水肿经验［J］. 上海中医药杂志，2022，56（08）：33－36.

［16］　连粉红，夏小军，郭炳涛，等. 基于"血不利则为水"理论探讨乳腺癌术后上肢淋巴水肿辨治［J］. 中国中医基础医学杂志，2020，26（04）：556－558.

［17］　佟蔷，王文君，王志华. 益气活血利水通络法治疗乳腺癌术后上肢淋巴水肿疗效观察［J］. 实用中医药杂志，2018，34（07）：759－760.

［18］　裴晓峰. 疏肝通络中药配合理疗治疗乳腺癌术后上肢淋巴水肿的临床分析［J］. 中国医药指南，2020，18（19）：156－157.

［19］　邵彩芬，张鹏宙. 四妙勇安汤内服加湿敷治疗乳腺癌术后上肢淋巴水肿验案举隅［J］. 中国民族民间医药，2021，30（10）：103－104.

［20］　何小杨. 参苓白术散加减治疗脾虚湿瘀型乳腺癌术后上肢淋巴水肿34例［J］. 浙江中医杂志，2019，54（02）：124.

［21］　郭昊然，赵天易，赵美丹，等. 妇科恶性肿瘤术后下肢淋巴水肿治疗的中西医临床研究进展［J］. 环球中医药，2020，13（03）：511－517.

［22］　巴特，张卫东，牛瑞，等. 中医治疗宫颈癌根治术后下肢淋巴水肿研究概况［J］. 山西中医学院学报，2019，20（03）：219－222.

［23］　牛少辉，曹刚，陈芸静，等. 基于"祛邪"理论探讨曹建春治疗四肢继发性淋巴水肿经验［J］. 中医药导报，2020，26（03）：106－108.

［24］　王灿灿，杨丽丽，史巧，等. 基于"血不利则为水"理论探讨宫颈癌术后下肢淋巴水肿辨治思路［J］. 中医学报，2022，37（09）：1819－1824.

［25］　张嫣，张军. 消肿汤治疗继发性淋巴水肿65例［J］. 陕西中医，2012，33（12）：1625－1626.

［26］　刘壹，张玥，靖金鹏. 侯玉芬教授从脾论治肢体淋巴水肿经验［J］. 天津中医药，2021，38（05）：586－588.

［27］　李楠. 膝红汤合消肿止痛膏治疗恶性肿瘤下肢淋巴水肿临床研究［J］. 中医学报，2011，26（06）：651＋708.

［28］　丁艳艳，王文萍. 加味五苓散治疗恶性肿瘤双下肢水肿疗效观察［J］. 江西中医药，2016，47（09）：61－63.

［29］　周燕，顾静，金国梁. 脑部肿瘤中医药研究进展现状［J］. 浙江中医学院学报，2005，（02）：86－88.

［30］　孟旭. 急性中风脑水肿中医研究概况［J］. 山东中医药大学学报，2007，（05）：439－441.

第五节　活血利水法在妇科的临床应用

一、活血利水法治疗经期、妊娠或产后水肿

妇女生理情况特殊。《灵枢·五音五味篇》曰："妇人之生，有余于气，不足于血，以数脱血也。"说明血在经、带、胎、产均具有重要作用。血不利则致使津液输布及代谢异常。血病及水伴随经行异常，或于行经前、行经中或行经后出现水肿症状，正如陈自明提到："月水不通，久则血结于内……血水相并，壅塞不通，脾胃虚弱，变为水肿也……水血既病，脾气虚弱，不能克消，故水气流溢，浸渍肌肉，故肿满也。"血病及水致妊娠或产后浮肿，乃气虚血少，气虚不运，气血瘀滞，积而成浮肿之症；《妇人大全良方·产后四肢浮肿方论第十》描述到："产后败血乘虚停积于五脏，循经流入四肢，留淫日

深，却还不得，腐坏如水，故令面黄，四肢浮肿。"

针对"血不利则为水"的因果关系，有从活血为治，兼以利水；有从水治，兼理其血，抑或活血利水并重。临床可根据瘀血、水肿轻重不同，或以活血为主，或以利水为主。在具体用药上常用泽兰、生蒲黄、琥珀、益母草、王不留行、血余炭等，具备活血、利水双重功效之品。此外，造成血不利的原因尚多，血热、寒凝、气滞、血瘀、气虚、血虚皆可，故泄热、温阳、益气、养血等病因治疗常常配合活血利水法一并应用。

经行浮肿选用活血与利水法兼施，基本方如大黄甘遂汤、桂枝茯苓丸、桃仁散。其中桃仁散方中桂心、桃仁、牡丹皮、芍药乃桂枝茯苓丸之意，泽兰、牛膝、半夏、蒲黄、川芎易茯苓，加强活血利水之功，更加生地黄、当归、人参、甘草养血益气，使祛邪不伤正。

妊娠浮肿多为脾肺气虚证，治宜求其本，补脾肺之气，方用补中益气汤加减。此妇人在妊娠期间虽无用活血之品，但秉《素问·至真要大论》"塞因塞用"之意，以补开塞，必当血活水利。

妇人产后四肢浮肿，多为产后气血大亏，因虚致瘀，败血流于经络，化水渗于四肢而见浮肿，可选《金匮要略》当归芍药散。当归、芍药、川芎补血活血，补而不滞；白术、茯苓益气健脾化湿；泽泻淡渗利湿；使既成之水从小便而解。

二、活血利水法治疗癥瘕

癥瘕指的是妇女下腹胞中结块，伴有或胀，或痛，或满，或异常出血者。西医子宫肌瘤、子宫内膜异位症、卵巢良性肿瘤、盆腔炎性包块等，以及不孕症中输卵管阻塞性不孕、异位妊娠之包块等，均可参照癥瘕治疗。

癥瘕病程较长，虚实相兼，在治疗上宜扶正与祛瘀并用。一般以破瘀散结为基础，再配合软坚散结和活血利水，并在过程中时时注意顾护脾胃和肾气。

基本方为牡丹皮 12 g，丹参 12 g，路路通 9 g，香附 12 g，赤芍 9 g，大血藤 30 g，苏败酱 30 g，泽泻 9 g，三棱 9 g，莪术 9 g，紫花地丁 30 g，皂角刺 12 g，水蛭 12 g，土鳖虫 12 g，蒲公英 30 g，黄芪 12 g，延胡索 12 g。水煎服，每日 1 剂。另用穿山甲粉 5 g，每日 1 次，口服。治疗以破瘀软坚、散结祛瘀为主要大法，配以活血利水。瘀久伤肾，故应时时顾护肾气。

治疗异位妊娠之包块，病机以"瘀"与"湿"并存为主。若水湿不去，气机不利，瘀血难散，故治疗以活血化瘀、利水祛湿为原则。方用桃仁、红花、郁金、丹参、益母草、茜草活血化瘀；大血藤、败酱草清热解毒、活血止痛；三棱、莪术破血行气、消癥散结；四逆散疏肝理气；薏苡仁、土茯苓、苍术、白术健脾利湿；车前子、通草、六一散通利水湿。全方使水湿得祛、气血通畅、癥瘕消散，从而达到杀胚、降血清 β-HCG、促进盆腔血液循环和病理产物代谢吸收的治疗目的。

三、活血利水法治疗多囊卵巢综合征

多囊卵巢综合征是以生殖障碍、内分泌异常、代谢紊乱和精神问题为特征的一组临床综合征，临床常表现为月经稀发、闭经或不规则子宫出血。多囊卵巢综合征最根本临床症状就是排卵障碍，中医将排卵障碍责之为肾-天癸-冲任之间协调失约，肝、脾、肾功能失调。

多囊卵巢综合征分为肥胖型与消瘦型。肥胖型多囊卵巢综合征多由于肾气亏虚，气化无力，无法推动水液周游全身，聚湿成痰；或肾阳亏虚，温煦无力，则水液输布失常，水滞成痰、成饮，阻滞脉络，血海蓄溢失度，月事不以时下。消瘦型多囊卵巢综合征多由于肝气不畅，津液输布失调，形成痰饮水湿等病理产物，而"水不利"和"血不利"往往互为因果。脾胃气血化源减少，冲任不足，血海蓄溢失常。

肥胖型多囊卵巢综合征选方遣药时多给予补肾、活血、化痰等药物，若素体阳虚者，常加淫羊藿、菟丝子、肉苁蓉等补肾填精；若痰湿严重者，予半夏、白芥子等化痰药燥湿化痰；若经血瘀久不利者，加牛膝、泽兰等引血下行之品；若面部痤疮者，加沙参、麦冬，因肺主皮毛，达到金水相生之效；若痤

疮严重者，多加丹参以活血化瘀、抵抗雄激素。

消瘦型多囊卵巢综合征治疗时多选择疏肝、健脾、行气之品；若患者肝气郁结，则加柴胡、枳壳等以行气开郁；若肝郁日久，过克脾土，则加茯苓、炒白术，取其补益后天以济先天之意；若患肺气不舒，则加桔梗、杏仁等调气益血；若心神失养，则加百合、远志等养心安神，稍加炙麻黄宣通上下内外，麻黄加桂枝，开鬼门、通腠理、调和营卫；若胃火旺盛，则加山楂、石膏等清胃凉血之品。

参考文献

[1]　于佳琪，付姝菲. 古代妇科名家运用"血不利则为水"诊疗思路探析 [J]. 时珍国医国药，2019，30（2）：435 -437.

[2]　李祥云. 妇科疑难病治验录 [M]. 北京：人民卫生出版社，2016：9 - 10.

[3]　施燕. 利水活血方保守治疗异位妊娠及对血清 β-HCG 的影响 [J]. 中国中医药科技，2011，18（2）：168 - 169.

[4]　王转红，赵玲玲，秦秋果. 益气活血散结法治疗胎盘植入 [J]. 中医杂志，2018，59（14）：1244 - 1246.

[5]　宋雯，吴丹，丛慧芳，等. 从血不利则为水探讨多囊卵巢综合征经验 [J]. 环球中医药，2021，14（4）：610 - 612.

第六节　活血利水法在眼科的临床应用

中医学认为，水与血在生理上相互倚伏、互相维系，在病理上可相互影响。《金匮要略》曰："经为血，血不利则为水。"指出了血与水的病理因果关系。唐容川《血证论》则根据"血积既久，其水乃成""水虚则精血竭"的病理基础，强调了"血病而不离乎水""水病而不离乎血"的病理关系。明确指出："病血者，未不病水；病水者，亦未尝不病血也。""失血家往往水肿，瘀血化水，亦发生水肿，是血病而兼水也。"因此，在治疗用药上血与水可以同治。近年来，我们运用水血同治之法治疗各种眼部疾病，疗效显著，简述如下。

一、活血利水法治疗青光眼及其手术后

青光眼（glaucoma）属中医"绿风内障""青风内障"等病范畴。中医学认为其病因病机为各种原因导致气血失和，经脉不利，目中玄府闭塞，神水瘀积。现代研究发现，青光眼患者多存在眼部血流动力学障碍、房水循环受阻、血液流变性异常、血管紧张素增高、视盘缺血缺氧等改变，不仅具有中医学所认识的神水瘀积的病理，而且还具备血瘀特征，故其综合病理应为血瘀水停。

（一）开角型青光眼

开角型青光眼以眼压缓慢持续升高、宽房角、视盘苍白、视力逐渐下降、视野逐渐缩窄为主要特征。因该疾病早期症状不明显，发现时往往已经有严重的视功能损伤，甚至进入晚期。中医称为"青风内障"。其病因系忧愁忿怒、肝郁气滞；或脾湿生痰，痰郁化火；或竭思劳神，真阴暗耗等导致气血失和，脉络不利，神水瘀滞，而酿成本病。根据多年的临床实践，我们认为本病不论其诱因如何，均以脉络瘀滞、玄府闭塞、神水瘀积为病机特点。

本病在临床以肝郁气滞证为主，治疗宜疏肝理气、活血利水，基本方：地龙 12 g、红花 10 g、赤芍 15 g、茯苓 30 g、益母草 20 g、车前子 20 g，水煎，每日 1 剂，分 2 次温服。随症加减：若头眼时有胀痛，视力下降，可加牡丹皮、菊花以清肝明目止痛；视力日减，视野渐窄者，加党参、白芍、川芎、当归等以益气明目；若见面白肢冷，精神倦怠，偏肾阳虚者，可用肾气丸加减。

（二）青光眼术后

闭角型青光眼属中医"绿风内障"范畴，该病一旦确诊，就必须手术治疗。但青光眼手术本身并不能提高其视功能，甚至有时还会因手术的创伤，降低其视功能，且有一部分患者手术后眼压又回升而呈慢性高眼压状态，进一步损害视功能。西医学对此尚缺少有效的治疗方法。中医学对此的治疗亦主要是

如何减轻青光眼术后的炎症反应，并无提高其术后视功能的有效方法和药物。对于青光眼手术后的病理改变，我们认为：青光眼患者均存在玄府闭塞、神水瘀积的病理，手术后这种病理改变并不会很快消失。患者视盘颜色变淡或变苍白乃气阴两虚、脉络不利、目系失养所致。而青光眼手术后更加重其气、阴、血亏虚。手术也是一种创伤，术后脉络受损，必然存在瘀血阻滞的病理。因此，青光眼术后患者的病理综合为气阴两虚，脉络瘀滞，玄府闭塞，神水瘀积。故提出活血利水、益气养阴法继续治疗，以维持青光眼术后滤过泡的正常滤过功能，从而降低眼压，有利于预防手术后眼压的升高。

抗青光眼术后治疗宜采用益气活血利水的方法，基本方：黄芪 20 g、地龙 10 g、赤芍 15 g、红花 10 g、茯苓 10 g、车前子 20 g、白术 10 g、生地黄 10 g 等，水煎，每日 1 剂，分 2 次服。随症加减：对于视盘苍白者，可加女贞子、枸杞子、墨旱莲等补阴之品；伴前房炎症反应者，可加用柴胡、防风等祛风清热药。

（三）外伤性前房积血继发性青光眼

外伤性前房积血属于中医学"撞击伤目""血灌瞳神""目衄"等眼病的范畴，乃因外伤后损伤目中脉络，脉破血溢，灌于瞳神（前房）所致。外伤性前房积血若治不及时，积血久不吸收，堵塞前房及房角，影响房水循环，会导致房水瘀积，眼内压升高，从而产生继发性青光眼。中医学认为外伤是产生瘀血的重要原因之一。如《灵枢·贼风》曰："若有所堕坠，恶血留内而不去……则血气凝结。"眼部的任何外伤，如钝挫伤、锐器伤或手术创伤，均可出现不同程度的瘀血表现。而外伤性前房积血，则更是典型的血瘀证，其病自始至终均贯穿着血瘀病理。外伤性前房积血引起继发性青光眼的产生，是由于外伤后损伤目中脉络，脉破血溢于瞳神，血积日久成瘀，目中玄府闭塞，神水不能正常输布，致使神水瘀积眼内而成。故血瘀于内、神水瘀积是其病理关键。

前房是房水流出的重要通道，是维持正常眼内压的重要组织，血液积于前房，必然影响房水的正常流出，导致房水瘀积于眼内而眼压升高。因此，在本病的治疗中，我们遵循眼科血水同治的原则，以活血利水为治疗大法，不仅要活血化瘀，同时还应该利水明目。因为通过活血，既可以疏通经脉，使津液能正常运行，同时通过活血亦可起到利水的作用；但为了促进前房积血与房水瘀积的早日消退，临床还需加用有利水作用的药物如茯苓、车前子、泽泻、白术等以降眼压。故我们对因外伤而致的本病以桃红四物汤活血祛瘀、开通玄府以治本；四苓散利水消肿、降低眼内压以治其标。活血与利水药配合应用，可加速血液循环及房水的畅通流出，降低眼内压，加快瘀血的吸收，从而达到治疗目的。

眼外伤后继发性青光眼治宜活血化瘀、利水明目，方用桃红四物汤合五苓散加减。药用：生地黄 15 g，当归尾 12 g，赤芍 15 g，川芎、地龙各 10 g，红花 6 g，茯苓 30 g，猪苓、车前子各 20 g，白术 10 g 等。每日 1 剂，水煎，分 2 次服。随症加减：外伤初期均可加防风、藁本、柴胡祛风明目；血色暗红者，加生蒲黄、丹参活血化瘀；眼球胀痛、刺痛明显者，加香附、郁金理气止痛。

二、活血利水法治疗视网膜静脉阻塞

视网膜静脉阻塞（retinal vein occlusion，RVO）属于中医"络瘀暴盲"的范畴，《银海指南·肾经主病》对本病的病因提出"属相火上浮，水不能制"的观点，本病多因劳倦竭视，或因情志内伤，阴血暗耗，肝肾阴虚，虚火上炎，扰于目窍，入于营血，血因火灼而致瘀，血脉瘀阻而溢于脉外。唐容川在《血证论》曰："血积既久，其水乃成""水病而累及血，瘀血化水"。血与水在病理上密不可分，瘀血既是病理产物，又是影响视力的因素。故临床上治疗该病以活血利水法为主，根据分期、分型不同进行用药。

1. 凡病程在 1 个月以内的患者，根据全身症状的不同，按以下两个证型施治。

（1）阳亢血瘀证：多因肾水不足，水不涵木，肝阳上亢，气血逆乱，血不循经，破脉而溢所致。症见头晕目眩，耳鸣耳聋，心烦易怒，腰膝酸软，视力急剧下降；视网膜呈放射状、火焰状出血，伴水肿、渗出，视网膜静脉怒张迂曲，动静脉比例改变；多有高血压病史，舌红少苔或无苔，脉弦有力或弦细数。治以平肝潜阳、活血利水。方用天麻钩藤饮加减，药用天麻 10 g，钩藤 10 g，生石决明 15 g，牛膝 15 g，菊花 10 g，益母草 20～30 g，茯苓 30 g，泽泻 15 g，车前子 20 g，赤芍 15 g，地龙 12 g，丹参 15 g 等，水煎，每日 1 剂，分 2 次服。

（2）气滞血瘀证：多因情志抑郁，肝气不舒，气滞血瘀，脉络受阻，血不循常道，溢于脉外而成。症见头痛眼胀，情志不舒，胸闷胁胀，视力急剧下降。视网膜有放射状或火焰状暗红色出血，伴有渗出，视网膜静脉粗大迂曲；舌暗红或有瘀点瘀斑，脉弦或涩。治以理气通络，活血利水。方用血府逐瘀汤加减，基本方：生地黄 15 g，当归尾 12 g，柴胡 10 g，桃仁 10 g，红花 6 g，川芎 10 g，赤芍 10 g，桔梗 10 g，牛膝 15 g，茯苓 30 g，猪苓 20 g，车前子 20 g 等，水煎，每日 1 剂，分 2 次服。

2. 凡病程在 1 个月以上的患者，不论其全身症状如何，均按水血互结证论治，如有兼症，则在此型的基础上加减用药。水血互结证：多因病程日久，眼底出血，渗出不吸收，脉络瘀滞，津液内停，水血互结。症见视物不清，眼底出血，渗出日久不吸收，眼内干涩，舌暗或见瘀点，舌面少津，脉细涩。治以养阴增液，活血利水。方用生蒲黄汤合猪苓散加减，药用生蒲黄 15 g，丹参 15 g，赤芍 15 g，当归 12 g，生地黄 20 g，麦冬 12 g，茯苓 30 g，猪苓 20 g，车前子 20 g，萹蓄 15 g，墨旱莲 15 g，地龙 12 g 等，水煎，每日 1 剂，分 2 次服。病变中后期如能守方 2～6 个月，多至 1 年，往往能收获较好疗效。

随症加减：出血初期舌红脉数者，可加荆芥炭、白茅根、大蓟、小蓟以凉血止血；眼底出血较多，血色紫暗者，加生蒲黄、茜草、三七以化瘀止血；视网膜水肿、渗出明显者，加车前子、泽兰、益母草之类，以活血化瘀、利水消肿。

三、活血利水法治疗视网膜中央动脉阻塞

视网膜中央动脉阻塞（central retinal artery occlusion，CRAO）是眼科急重症，发病后以视力急降，视网膜动脉显著变细，视网膜水肿，黄斑部樱桃红为主要特征。该病治疗难度大，如不能及时抢救，可致永久性失明。CRAO 以中老年人多见，因外不见症，骤然失明，属中医"络阻暴盲"范畴。中医学认为，本病乃"阴孤、阳寡、神离""元气脱离，致目无所见"（《审视瑶函》）。"肝开窍于目""肝气通于目"，若肝脏调和，肝气通达调畅，目中玄府通利，则"五脏六腑之精气皆上注于目而为之精"（《灵枢·大惑论》）。气为血帅，气行则血行，气滞则血瘀。若肝气郁结，气血失其和顺，则血液瘀滞不行，目中脉络阻塞；或元气亏虚，运血无力，血液不能正常循行而滞塞，目中脉络瘀阻，均致精气不能上注于目而突发失明，眼底呈现脉络阻塞后的一派缺血征象。

因此，我们在临床上根据患者的全身及眼部表现症状，将本病辨证分为以下两型：

1. 气滞血瘀证　多因情志急躁，肝气不舒，气机不畅，气滞血瘀，目中脉络瘀阻，玄府闭塞，神光不能发越而致。症见视力骤然下降，头晕，胸闷不舒，情志抑郁，外眼检查见瞳孔轻度散大，对光反射迟钝；眼底检查见视网膜动脉狭窄变细，呈铜丝或白线条状，后极部视网膜呈乳白色混浊，黄斑区有樱桃红点，舌淡红，苔薄白，脉弦涩。治以疏肝理气，活血通窍，利水明目。方用血府逐瘀汤加减：桃仁 10 g，红花 8 g，当归尾 12 g，生地黄 20 g，川芎 10 g，地龙 12 g，赤芍 10 g，柴胡 10 g，桔梗 10 g，牛膝 15 g，益母草 20 g，车前子 20 g，石菖蒲 15 g，天麻 10 g，石决明 15 g。

2. 气虚血瘀证　多因元气亏虚，运血无力，气虚血瘀，脉道瘀阻，精气不能上注于目所致。症见视力突降，食少神疲，全身乏力；外眼检查见瞳孔轻度散大，对光反射迟钝；眼底检查见视盘颜色淡白，视网膜动脉极细，呈白线条状，视网膜呈乳白色水肿混浊，黄斑部呈樱桃红点，舌质淡，苔薄白，脉细弱。治以益气活血，通窍利水明目。方用补阳还五汤加减：黄芪 30 g，白参 10 g，地龙 15 g，赤芍 10 g，川芎 10 g，当归 12 g，桃仁 10 g，红花 6 g，丹参 20 g，石菖蒲 10 g，益母草 20 g，车前子 20 g，泽兰 10 g。

以上方药，均水煎服，每日 1 剂，早晚各服 1 次。其药量可根据患者年龄、体质、病情等情况而酌情加减。随症加减：视网膜水肿甚者，加琥珀、泽兰、益母草之类，以活血化瘀、利水消肿；头昏痛者，加天麻、牛膝以平肝、引血下行；视网膜水肿混浊明显者，加车前子、泽兰、郁金以活血利水；久病情志抑郁者，加柴胡、白芍、青皮、郁金以疏肝解郁。

四、活血利水法治疗糖尿病视网膜病变

糖尿病视网膜病变（diabetic retinopathy，DR）是糖尿病最常见、最严重的微血管并发症之一，是重要的致盲性眼病。中医称为"消渴目病"，认为气阴两虚，肝肾亏损，是 DR 发生的基本病机；血瘀痰凝，目络阻滞，是 DR 形成的重要病机。本虚标实、虚实夹杂，是 DR 的证候特点，血瘀贯穿 DR 发生发展的始终。

本病常发生于糖尿病后期，久病及肾，精血亏损，多见阴津不足、肾水亏耗的体征，同时由于阴血久亏，必然伤及气分，导致脾肾俱损，气阴两虚。阴虚血行滞涩，均可导致眼络瘀阻。DR 眼底出血的主要病机是虚火与气虚，由于阴虚燥热，虚火煎灼血液，血行不畅，滞而为瘀；或虚火灼络，络伤血溢，离经为瘀。再由气虚无力推动血行，血瘀于脉；或气虚无力摄血，致反复出血，离经为瘀。加之脾虚失运，水湿不化，或因血不利则化为水，故而聚湿生痰而致湿浊痰结壅遏，则见视网膜渗出物；或肾虚气化失司，水湿上泛，则见视网膜水肿。而痰瘀郁久化热，复又伤津耗气，互为因果，形成恶性循环。所以在辨证上需抓住虚、瘀、出血三个方面，在治疗上抓住脾肾二脏，着重益气养阴，针对出血和瘀血，主张止血与祛瘀兼顾。同时因水血同源，病理上可水血互累，当瘀血发展到一定程度可演变为渗出，因此提出治疗上要水血同治，故确立了益气养阴、活血利水的治疗原则。

糖尿病视网膜病变治宜益气养阴、活血利水，基本方：黄芪15 g，黄精10 g，生地黄10 g，墨旱莲15 g，蒲黄6 g，蛴螬10 g，茯苓15 g，益母草15 g 等，每日1 剂，分2 次服，连服30 日为1 个疗程，用3 个疗程。随症加减：视网膜棉绒斑多者，宜加法半夏、贝母、苍术以化痰散结；有纤维增生者，宜加生牡蛎、僵蚕、浙贝母、昆布以除痰软坚散结；出现玻璃体灰白色增生条索、视网膜增生性改变者，加浙贝母、昆布、海藻、莪术等以化痰祛瘀、软坚散结；口渴甚者，加麦冬、石斛润燥生津。

五、活血利水法治疗中心性浆液性脉络膜视网膜病变

中心性浆液性脉络膜视网膜病变以视物变形或变色、眼底黄斑部水肿渗出为主要临床表现，属中医"视瞻昏渺"范畴，是瞳神疾病的一种，五轮之中，瞳神属肾，故古代医家认为视瞻昏渺的发病与肾有一定关系。本病目前临床辨证虽有虚有实，但以虚证多见，多属本虚标实之证。虚是指脏腑功能亏损，尤其是脾、肾的功能不足。而本病之实证，临床多见肝郁化热证，乃因肝气郁滞，失于调达，郁久化热，热壅血郁，脉络不利，脉中津液不能正常运行流溢于外，而导致本病的产生。因此，我们在临床上常将本病分为肾虚证、脾虚湿泛证和肝经郁热证3 个证型进行辨证治疗。

近年来，我们在临床对中心性浆液性脉络膜视网膜病变的治疗中，遵循眼科水血同治的原则，对本病肾虚证者采用补益肝肾、活血利水法，用杞菊地黄汤加减；脾虚湿泛证者采用健脾活血利水（湿）法，用参苓白术散加减；肝经郁热证者采用疏肝清热、活血利水法，用丹栀逍遥散加减。

肾虚证者：治以补益肝肾、活血利水。方用杞菊地黄汤加减：枸杞子、熟地黄、泽泻、牛膝、丹参各15 g，菊花、山药、牡丹皮、菟丝子、泽兰各10 g，当归尾12 g，车前子20 g，茯苓30 g。

脾虚湿泛证者：治以健脾活血利水（湿）。方用参苓白术散加减：党参、白扁豆、丹参各15 g，白术、山药、陈皮、赤芍、泽兰各10 g，当归尾12 g，茯苓30 g，车前子、薏苡仁各20 g。

肝经郁热证者：治以疏肝清热、活血利水。方用丹栀逍遥散加减：牡丹皮、栀子、柴胡、白术、郁金、泽兰各10 g，赤芍、当归尾各12 g，丹参15 g，车前子20 g，茯苓30 g，薄荷6 g。

随症加减：黄斑区水肿明显者，宜加车前子、琥珀末以利水化痰；黄斑区白色点状渗出较多者，加丹参、郁金、山楂以理气化瘀；黄斑区渗出较多、色素紊乱者，加山楂、昆布、海藻以软坚散结；若水肿、出血消退，可加用墨旱莲、枸杞子等养阴药，以促进视力的恢复。

六、活血利水法治疗年龄相关性黄斑变性

年龄相关性黄斑变性（age-related macular degeneration，AMD）是一种严重危及视力的常见疾病，

国内统计资料表明，目前我国 45 岁以上人群 AMD 的患病率为 6%～17%。而随着诊查手段的不断进步，以及我国老年化社会的到来，发病率可能还会更高，严重影响患者的生活质量，同时也为患者本人和家属乃至社会带来了沉重的负担。AMD 目前的主流治疗方法是采用抗血管内皮细胞生长因子药物玻璃体腔注射，但其价格昂贵，有眼内感染的风险。中医在长期的临床实践中，运用辨病与辨证相结合，在 AMD 的中医诊疗方面取得了不少有益的经验，认识到 AMD 在病机上具有血瘀水停的特点，活血利水法切中 AMD 的病机，具有良好的临床效果。

临床根据有无脉络膜新生血管（choroidal neovascularization，CNV）分为干性和湿性，均属中医"视瞻昏渺"范畴，后者为前者的 1/15～1/10，两型的病变在表现、进展、预后和治疗上均不同。

《证治准绳·杂病·七窍门》："谓目内外别无证候，但自视昏渺，蒙昧不清也。有神劳，有血少，有元气弱，有元精亏而昏渺者，致害不一。若人五十以外而昏者，虽治不复光明。"由此句可知，干性 AMD 的发生主要与虚证有关。根据中医学理论，肝开窍于目，瞳神属肾，黄斑属脾，故肝脾肾是辨证论治本病的根本。在肝脾肾中，尤其以脾肾最为关键，盖肾为先天之本，藏精之所，脾为后天之本，生精之源，年老肾虚脾弱，气血不足，真元渐耗，精气不能上荣于目，致目络失养。"本虚标实"是本病的病机特点。干性 AMD 如病程较长，可转变为湿性 AMD，正如《证治准绳·杂病·七窍门》所说："若目病愈久而昏渺不醒者，必因六欲七情、五味四气、瞻视哭泣等故，有伤目中气血精液、脉络也。早宜调治，久则虽治亦不愈矣。"因此，湿性 AMD 与干性 AMD 的中医病因病机有相似之处，皆为"本虚标实"之证，只是湿性 AMD 的病变程度更深。目为肝窍，瞳神属肾，肝肾同源，脾主运化，黄斑属脾，故本病的"本虚"发生为肝、肾、脾三脏之虚，"标实"为瘀血、痰湿、热火。

活血利水法在 AMD 的治疗上极有价值，无论是干性或湿性，从 AMD 的病因病机来看，活血利水法均在治疗上有相当的发挥空间。对干性黄斑变性及玻璃膜疣，针对其阴血亏虚、血瘀水停的中医病机，治疗仍宗水血同治之法，采用养阴活血、利水明目法治疗，用四物汤加味，常用药为生地黄、当归、川芎、赤芍、地龙、红花、茯苓、白术、泽泻、益母草、墨旱莲、鸡血藤等；湿性 AMD 的病因病机是"本虚标实"，本虚的脾肾肝三脏之虚，"虚则补之"，故当使用补益之法；标实的瘀血、痰湿、火热，"实则泻之"，与活血利水法联系紧密，常用方为凉血散瘀汤，常用药为三七、蒲黄、生地黄、牡丹皮、赤芍、丹参、川芎、薏苡仁、泽泻、茯苓、车前子等。

七、活血利水法治疗黄斑水肿

黄斑水肿（cystoid macular edema，CME）并非独立的一种眼病，多继发于视网膜静脉阻塞、糖尿病视网膜病变、慢性葡萄膜炎、视网膜血管炎、眼外伤及内眼手术后等。西医认为，CME 发病机制主要是由于黄斑区毛细血管受损，毛细血管内皮细胞的紧密结构受到破坏，血管内的液体和大分子物质向外渗漏，液体积聚在视网膜外丛状层的细胞外间隙，形成视网膜水肿。由于黄斑部外丛状层的 Henle 纤维呈放射状排列，因此积聚在此处的液体形成特征性的多囊形态。

目为肝窍，瞳神属肾，肝肾同源，脾主运化，黄斑属脾，故认为本病的发生与肝、肾、脾关系密切，同时由于液体和大分子物质积聚视网膜黄斑部，中医认为水瘀互结是其关键病理环节。《金匮要略·水气病脉证并治》曰："经为血，血不利则为水，名曰血分。"唐容川《血证论》曰："瘀血化水，亦发水肿，是血病而兼水也。"故治疗 CME 应在辨病辨证论治的基础上，贯穿活血利水法，通过消除瘀血，清利水浊，促使脉络畅通，气血调达。

（一）视网膜静脉阻塞所致黄斑水肿

视网膜静脉阻塞所致黄斑水肿，一般在静脉阻塞 1 个月后发病，也可在数月后发病。一旦出现黄斑囊样水肿，则视力明显下降。在分支静脉阻塞中，颞上分支阻塞最易引起黄斑囊样水肿。

中医药对视网膜静脉阻塞的治疗作用一直得到眼科界的广泛认可，笔者将视网膜静脉阻塞常分为阳亢血瘀证、气滞血瘀证和水血互结证等辨证论治。阳亢血瘀证治以平肝潜阳，方用天麻钩藤饮加减；气滞血瘀证治以理气通络，方用血府逐瘀汤加减；后期水血互结证，治以养阴增液、活血利水，方用生蒲黄汤合猪苓散加减。瘀血日久不散则化而为水，即出现血瘀水停在眼内，主要表现为黄斑水肿和继发性青光眼。治疗视网膜静脉阻塞继发黄斑水肿，同样可以按照视网膜静脉阻塞进行辨证论治，同时配合活血利水法，常用丹参、赤芍、川芎、泽兰、益母草、葛根、车前子、薏苡仁等药。本病后期，可加用山楂、陈皮、法半夏、昆布、海藻等化痰软坚散结药。

（二）糖尿病视网膜病变所致黄斑水肿

黄斑属脾，"诸湿肿满，皆属于脾"。糖尿病视网膜病变所致黄斑水肿往往首先责之于脾。脾失健运，清阳不升，浊阴不降，水湿内生，水湿郁久化热，湿热停留，燔灼津血，伤阴耗气，气虚推动无力，故瘀血、痰浊、水湿内停；阴虚内热，耗津灼液，则瘀血内生。故对于糖尿病视网膜病变所致黄斑水肿的治疗主要从脾、从虚、从瘀、从水论治。临床辨证常分为脾失健运证、肝肾阴虚证、气阴两虚证，同时考虑黄斑水肿乃水瘀互结所致，往往需配合活血利水法。脾失健运证治以健脾益气、利水渗湿，方用参苓白术散加减；肝肾阴虚证治以补益肝肾、活血利水，方用杞菊地黄丸加减；气阴两虚证治以益气养阴、活血利水，方用加味补阳还五汤加减。

（三）眼外伤及内眼手术后所致黄斑水肿

眼外伤或内眼手术后，眼部络脉阻滞，气血运行不畅，津液不能正常输布，积聚于黄斑，导致组织水肿，神光遮蔽，视力下降。治以活血化瘀、利水明目为大法，活血为治本，利水为治其标，通过活血可以疏通脉络，使津液正常运行，同时亦可起到利水的作用。常用桃红四物汤合四苓散加减治疗。基本方：桃仁 10 g，红花 5 g，当归 10 g，生地黄 15 g，川芎 5 g，赤芍 10 g，茯苓 10 g，泽泻 10 g，猪苓10 g，白术 10 g，甘草 5 g。随症加减：外伤初期加防风、柴胡、藁本祛风明目；合并有视网膜下出血，血色鲜红者加白茅根、炒蒲黄、三七粉凉血止血，血色暗红者加生蒲黄、丹参、三七粉活血祛瘀；眼球胀痛或刺痛明显者，加香附、郁金理气止痛。

（四）慢性炎症所致黄斑水肿

慢性炎症所致黄斑水肿，主要有葡萄膜炎、视网膜血管炎等。体内湿热蕴结，湿热与气血相搏，阻于血络，气血运行不畅而成瘀，湿浊、瘀血凝结上泛于目，产生视网膜及黄斑水肿。治宜清热利湿、祛瘀化浊，方用三仁汤加桃仁、红花、丹参等活血之品。随症加减：热盛者，加黄芩、栀子以增清热之效；大便秘结者，加熟大黄以泻火通便；黄斑部水肿、渗出明显者，加车前子、泽泻等以加强利水化浊之功效。

中医虽无黄斑水肿的病名，但对于黄斑水湿停滞，引起视物模糊、视物变形早有认识。《景岳全书》曰："凡水肿等证，乃肺、脾、肾三脏相干之病。盖水为至阴，故其本在肾；水化于气，故其标在肺；水惟畏土，故其制在脾。今肺虚则气不化精而化水，脾虚则土不制水而反克，肾虚则水无所主而妄行……"我们在运用活血利水法治疗黄斑水肿中，最显著的特点是重用车前子，取其利水明目之功，常用量为 20～30 g，最大剂量可达 60 g，治疗黄斑水肿可收意想不到之效。

八、活血利水法治疗视网膜脱离术后

孔源性视网膜脱离（rhegmatogenous retinal detachment，RRD）是眼科常见病、多发病，多因眼外伤、无晶体眼、高度近视等形成视网膜裂孔，玻璃体液化进入视网膜下引起视网膜色素上皮层和神经上皮层分离。本病在中医属"视衣脱离"范畴。多为患者气虚不固致视网膜不能紧贴球壁而脱落；而视网膜脱离手术可以视为一种人为的眼外伤，术后多有瘀血病理存在，有时术中还可致视网膜出血；本病术中无论放水与不放水，其术后多有视网膜下积液存留，视网膜下积液是视网膜脱离手术失败的主要原因之一；而术中不可避免之出血又可使眼部阴血亏虚。其术后的综合病理为气阴两虚，脉络瘀滞，玄府闭塞，津液滞留。故提出益气养阴、活血利水法治疗。"气行则水行，气滞则水停"，故本方重用黄芪补气行水，既有利于手术伤口的早日愈合，又能提高视神经的耐缺氧、抗损伤功能；养阴药能增加眼局部包括视神经的濡养；活血药能加快眼部血液循环，促进术后组织的修复，减少手术后伤口瘢痕的形成。另外，活血药不仅可祛瘀通络，还可利水。活血药与利水药配合使用，既可加快眼局部的血液循环，增加视网膜、视神经的营养，又能渗湿利水明目。

视网膜脱离术后临床以益气养阴、活血利水法治疗，以补阳还五汤为主加减，药用黄芪30 g，生地黄15 g，桃仁、赤芍、川芎、当归尾、地龙各10 g，红花6 g，茯苓、车前子各20 g，桑椹子、枸杞子15 g，甘草6 g。水煎，每日1剂，分2次服。随症加减：眼前黑花及闪光者，宜加麦冬、太子参、当归、川芎、赤芍以滋阴益气、活血养血；手术后期，视网膜有纤维组织增生者，去茯苓、车前子，加昆布、海藻、陈皮各10 g；术后视网膜出血者，加蒲黄10 g、三七粉3 g。1个月为1个疗程，一般于手术后0.5～2个月开始治疗。

九、活血利水法治疗玻璃体积血

玻璃体积血是眼科的疑难病症，可由视网膜静脉周围炎、糖尿病视网膜病变、高血压视网膜病变、视网膜静脉阻塞、眼外伤等多种疾病引起。中医属"玻璃体混浊""血溢神膏""血灌瞳神"范畴。《审视瑶函》在阐述云雾移睛（玻璃体混浊）的治疗时所云："物秽当洗，脂膏之釜，不经涤洗，焉能洁净？"离经之血即是瘀，瘀血对于清澈透明的玻璃体，即是污秽之物，也当洗涤。也就是说，玻璃体积血就好比洁白的衣服上沾上了污秽，要洗涤干净污秽就必须先用水浸泡一样，本来透明的玻璃体现被积血"沾污"了，那么就要用生地黄、墨旱莲等养阴增液之品稀释其血液的同时，再用活血利水之药将其积血"洗去"。因而养阴活血利水法（常用药为生地黄、生蒲黄、墨旱莲、玄参、益母草、茯苓、猪苓、泽泻、地龙、牛膝、赤芍等）可共同促进血液的吸收。此法对于其他原因所致的玻璃体混浊病变也有较好疗效，临床常用《审视瑶函》猪苓散（由猪苓、木通、萹蓄、苍术、狗脊、大黄、滑石、栀子、车前子组成）加养阴活血药治疗。

因此，我们认为玻璃体积血的早期宜辨病论治，由视网膜静脉周围炎和糖尿病视网膜病变引起者，治宜滋阴降火或养阴清热，凉血止血；由高血压性视网膜病变引起者，宜平肝潜阳，凉血止血；由视网膜静脉阻塞及眼外伤引起者，宜凉血活血止血等。而本病的中后期，尤其是采用其他疗法治疗半个月以上仍不见效，证见玻璃体积血日久不吸收，眼内干涩、口干，舌暗或见瘀点，脉细涩者，其病机为水血互结，均可采用水血同治的方法，常用生蒲黄汤合猪苓散加减，药用生地黄10 g，猪苓15 g，茯苓10 g，当归10 g，墨旱莲12 g，车前子20 g，麦冬10 g，萹蓄10 g，生蒲黄10 g，三七粉6 g，枳壳10 g，丹参10 g，赤芍10 g，白茅根15 g等以养阴增液、活血利水。如果能注意守方3～6个月，往往能收到较好的临床疗效。

而对外伤性玻璃体积血后期日久不吸收，或吸收的同时出现机化条带，治宜养阴利水、活血散结，用桃红四物汤合五苓散加减，药用生地黄15 g，赤芍10 g，白芍10 g，丹参12 g，桃仁10 g，红花10 g，茯苓15 g，猪苓10 g，泽泻10 g，墨旱莲10 g，枸杞子15 g，昆布10 g，海藻10 g等。

随症加减：玻璃体积血中期血色暗红或紫黑者，重用桃仁、红花、赤芍、丹参等活血化瘀之品；后期有玻璃体积血机化者，加陈皮、法半夏、昆布、海藻等祛痰软坚散结；血压高，眼底动脉硬化者，加石决明、钩藤、夏枯草等平肝潜阳；脾虚纳差者，加麦芽、神曲、山楂炭健脾消食；失眠多梦者，加首乌藤、远志等安神定志；积血逐渐吸收，视力逐渐恢复时，加熟地黄、枸杞子、山茱萸等滋补肝肾之药，以提高视力和控制复发。

十、活血利水法治疗视网膜出血

对于不伴有玻璃体积血的各种原因引起的视网膜出血，病程较长，血色暗红而不吸收者，可以采用养阴增液、活血利水法进行治疗，方用桃红四物汤合四苓散（五苓散去桂枝）加墨旱莲、女贞子等养阴药物，其原理与采用该法治疗玻璃体积血相同。临症之时，也可根据病种的不同，灵活运用活血利水法。如由高血压视网膜病变引起者，其病机多为阴虚阳亢，治疗宜滋阴潜阳，活血利水，可用天麻钩藤饮加丹参、地龙、茯苓等药；由糖尿病视网膜病变引起者，其病机多为阴虚血瘀，治疗宜滋阴降火，活血利水，可用知柏地黄汤加益母草、地龙、泽兰等药；由肾炎性视网膜病变引起者，其病机多为阳虚水湿上泛，兼夹血瘀，治疗宜温阳化气、活血利水，方用真武汤加地龙、红花、泽兰等药。

十一、活血利水法治疗眼外伤及眼内异物手术后

眼外伤根据受伤的部位、程度、性质的不同，可分为眼睑挫伤、眼球挫伤、外伤性前房积血、视网膜震荡伤、视神经挫伤等。我们根据水血同治的原则，在临床上常采用活血利水法，方用桃红四物汤合四苓散加减治疗，以桃红四物汤活血祛瘀以治其本，四苓散利水消肿以治其标，治疗眼睑肿胀、眼底渗出水肿、视盘水肿及外伤后房水瘀积、眼压升高等，均可收到较好的效果。且利水药不仅可消除水肿，降低眼压，而且与活血药相辅，可加速血液循环及房水的流出畅通，加快外伤后眼内外瘀血的吸收。

对于眼睑挫伤出血、外伤性前房积血和外伤性玻璃体积血的初期（3～5日以内），不可过用活血祛瘀药，而应以凉血活血止血为主，加用利水药物，临床常用经验方蒲田四物汤（该方由炒蒲黄 10 g，三七粉 3 g，生地黄 20 g，当归 12 g，川芎 10 g，赤芍 10 g，牡丹皮 10 g，茯苓 30 g，车前子 20 g 组成）加减治疗。

治疗视网膜震荡伤，临床可采用活血化瘀、利水明目之桃红四物汤合四苓散加减，基本方为：生地黄 20 g，桃仁、赤芍、当归、川芎、白术、泽泻、牛膝、桔梗各 10 g，茯苓 20 g，红花 6 g，甘草 5 g。水煎，每日 1 剂，分 2 次服。随症加减：外伤初期加防风、藁本、柴胡祛风明目；合并有视网膜下出血，血色鲜红，加白茅根、三七粉凉血止血；血色暗红者，加生蒲黄、丹参活血祛瘀；眼球胀痛、刺痛明显者，加香附、郁金理气止痛。

通过多年的临床实践，我们认为眼内异物手术后患者的病理改变与视网膜脱离手术后的病理改变相似。因异物进入眼内后，引起其周围的局部组织渗出、水肿与出血，而且眼内异物取出手术与视网膜脱离手术一样，也存在手术切口，切口处亦需电凝或冷凝，因而其术后病理机制为阴血亏虚、血瘀水停。除此之外，因眼外伤可致风热毒侵袭眼内，故还兼有热毒的病机。所以，眼内异物手术治疗宜养阴清热、活血利水，可用生四物汤加栀子、金银花、地龙、益母草、茯苓、车前子、墨旱莲等。

十二、活血利水法治疗内眼术后角膜水肿

角膜水肿是眼部各种显微手术后最常见的并发症，尤其是随着超声乳化手术、玻璃体切割手术、角膜准分子激光手术以及各种抗青光眼手术的开展，角膜水肿成为眼科显微手术后不容忽视的并发症之一。有资料显示，角膜水肿是白内障术后常见并发症，发生率为 4%～7%；亦有资料显示：年龄越大，白内障超声乳化术后角膜水肿发生率就越高，60 岁以下患者角膜水肿发生率仅为 10.3%，而 80 岁以上的则高达 75%。

临床上对于角膜水肿的分级主要沿用谢立信等制定的分级标准：0 级为角膜透明无水肿；1 级为角膜局限性薄雾状水肿，角膜内皮面光滑，虹膜纹理尚清晰可见；2 级为角膜浅灰色水肿，角膜内皮面粗糙，虹膜纹理模糊；3 级为角膜弥漫性灰白色水肿，角膜内皮面呈龟裂状，虹膜纹理视不清；4 级为角膜乳白色水肿，眼内结构视不清。1 级和 2 级角膜水肿可在 1 周内消退，3 级以上的角膜内皮细胞有失代偿而不能恢复透明的风险。诱发角膜水肿的危险因素主要有：年龄、机械刺激、眼内灌注液及充填物的毒性、术后高眼压、全身因素和局部因素。糖尿病患者更容易发生内眼术后角膜水肿；既往有角膜炎、青光眼、葡萄膜炎、沙眼、干眼症病史者也更容易诱发术后角膜水肿。

本病可归属中医学"黑睛疾病""真睛破损"等范畴。眼部手术过程本身是一个人为眼外伤的过程。眼目的功能以气血为本，目受血而能视，气和则目明。眼部手术必然会使目内组织损伤，气血受损，从而因卫气衰惫，腠理失密，卫外功能失司，而致风热邪毒乘虚而入，阻遏气机，气机不畅则脉络瘀阻，气血运行失常，组织功能紊乱，代谢障碍，血瘀则津液不行，水液滞留而渗于黑睛，导致角膜水肿。故内眼术后角膜水肿的根本病理机制为"脉络受损，血瘀水停"。

故对于内眼手术后角膜水肿的治疗应遵循"活血利水"为要，早期兼顾祛风清热、消肿明目之法。选方多用《原机启微》除风益损汤（熟地黄、当归、川芎、赤芍、藁本、前胡、防风）或《审视瑶函》

归芍红花散（当归、大黄、栀子仁、黄芩、红花、赤芍、甘草、白芷、防风、生地黄、连翘）加减；配以车前子、泽泻、茯苓、猪苓、益母草、红花、泽兰、牛膝、瞿麦等利水消肿之品。对于顽固性角膜水肿，迁延日久水肿不退、手术时间较长、术中出血过多或糖尿病患者，当在活血利水基础上，兼顾益气养阴、退翳明目之法。选方退翳明目汤加减，选用黄芪、党参、生地黄、熟地黄、枸杞子等益气养阴，谷精草、蝉蜕、木贼、秦皮、决明子、青葙子、密蒙花、夜明砂、蛇蜕等退翳明目。

　　我们在临床实践中，对围手术期患者的中医药治疗多采用活血利水之法。尤其对于各种眼部显微手术后角膜水肿的治疗，更是以活血利水法为加减治疗的基础。基本方：羌活 10 g，防风 10 g，白芷 10 g，川芎 15 g，谷精草 10 g，刺蒺藜 10 g，苏木 10 g，红花 10 g，生黄芪 15 g，地肤子 10 g，黄芩 9 g，柴胡 12 g，茯苓 15 g，车前子 20 g。

参考文献

[1]　彭清华. 中医眼科学 [M]. 北京：中国中医药出版社，2021.

[2]　葛坚，王宁利. 眼科学 [M]. 北京：人民卫生出版社，2015.

[3]　杨倍增，范先群. 眼科学 [M]. 北京：人民卫生出版社，2019.

[4]　彭清华，曾自明，李伟力. 活血利水治疗慢性单纯性青光眼 31 例 [J]. 辽宁中医杂志，1995，(04)：167 - 168.

[5]　彭俊，彭清华，吴权龙. 活血化瘀利水明目法治疗外伤性前房积血继发性青光眼临床观察 [J]. 辽宁中医杂志，2010，37 (07)：1293 - 1294.

[6]　蒋鹏飞，沈志华，周亚莎，等. 活血化瘀中药在青光眼中的应用进展 [J]. 江西中医药，2019，50 (02)：68 - 71.

[7]　蒋鹏飞，彭俊，黄学思，等. 青光安Ⅱ号方治疗眼压已控制的青光眼气阴两虚血瘀证患者 60 例临床观察 [J]. 中医杂志，2022，63 (05)：443 - 449.

[8]　彭清华，李建超. 青光安治疗抗青光眼术后患者临床研究 [J]. 湖南中医学院学报，2004，(02)：36 - 39.

[9]　李萍，彭俊，周亚莎，等. 彭清华辨治黄斑囊样水肿经验 [J]. 中华中医药杂志，2016，31 (11)：4581 - 4583.

[10]　彭清华，李建超，姚小磊，等. 益气养阴活血利水中药复方对视网膜脱离术后患者视功能改善作用的多中心临床研究 [J]. 中华中医药杂志，2017，32 (04)：1863 - 1866.

[11]　曾志成，彭俊，沈志华，等. 益气养阴活血利水法对高度近视孔源性视网膜脱离复位术后残留视网膜下液的影响 [J]. 中华中医药杂志，2019，34 (05)：2017 - 2021.

[12]　蒋鹏飞，彭俊，曾志成，等. 散血明目片联合康柏西普眼用注射液治疗视网膜中央静脉阻塞的临床研究 [J]. 中华中医药杂志，2020，35 (12)：6413 - 4316.

[13]　彭清华，谢立科，曾自明. 中药为主治疗视网膜中央动脉阻塞 13 例 [J]. 中医杂志，1996，(01)：38 - 40＋4.

[14]　曾志成，彭清华. 中药汤剂口服联合玻璃体内注射曲安奈德治疗非增生性糖尿病视网膜病变弥漫性黄斑水肿 30 例临床观察 [J]. 中医杂志，2015，56 (11)：937 - 940.

[15]　曾志成，彭俊，欧晨，等. 益气养阴活血利水复方联合玻璃体内注射曲安奈德对非增生性糖尿病视网膜病变黄斑水肿患者 TNF - α、sICAM - 1 的影响 [J]. 中华中医药杂志，2019，34 (12)：6017 - 6021.

[16]　陈梅，曾志成，彭俊，等. 益气养阴活血利水复方联合玻璃体腔注射康柏西普对糖尿病黄斑水肿患者玻璃体液 HIF - 1α 和 VEGF 表达影响 [J]. 中国中西医结合杂志，2020，40 (02)：149 - 153.

[17]　曾志成，彭俊，蒋鹏飞，等. 益气养阴活血利水复方联合玻璃体腔注射康柏西普治疗糖尿病性黄斑水肿疗效观察 [J]. 中国中西医结合杂志，2019，39 (03)：270 - 274.

[18]　蒋鹏飞，李书楠，刘培，等. 益气养阴活血利水法在眼科疾病中的应用 [J]. 中华中医药杂志，2021，36 (12)：7423 - 7425.

[19]　彭清华，李卫青. 中心性浆液性脉络膜病变的中医治疗进展 [J]. 中医杂志，1990，(02)：55 - 57.

[20]　彭清华，罗萍，李波. 中心性浆液性脉络膜视网膜病变男性患者血清性激素变化及其辨证论治的初步研究 [J]. 中国中医眼科杂志，1995，(01)：4 - 7.

[21]　蒋鹏飞，彭俊，彭清华. 彭清华活血利水法治疗中心性浆液性视网膜脉络膜病变验案 [J]. 江西中医药，2020，51 (02)：25 - 27.

[22]　彭清华，彭俊，吴权龙，等. 活血利水法治疗中心性浆液性脉络膜视网膜病变的临床研究 [J]. 国际眼科杂志，

2010，10（07）：1284－1286.

［23］ 蒋鹏飞，彭俊，彭清华. 浅析黄斑属脾［J］. 中国中医眼科杂志，2020，30（01）：42－44，8.

［24］ 中华医学会眼科学分会眼底病学组，中国医师协会眼科医师分会眼底病学组. 中国年龄相关性黄斑变性临床诊疗指南（2023 年）［J］. 中华眼科杂志，2023，59（05）：347－366.

［25］ 王静敏，李翔，廖林丽，等. 年龄相关性黄斑变性的名医经验总结［J］. 湖南中医杂志，2020，36（05）：115－117.

［26］ 李文娟，彭清华. 年龄相关性黄斑变性的病因学研究进展［J］. 国际眼科杂志，2011，11（09）：1558－1560.

［27］ 吴权龙，彭清华，陈向东，等. 散血明目片联合雷珠单抗眼内注射治疗湿性年龄相关性黄斑变性的临床观察［J］. 中南药学，2016，14（03）：329－332.

［28］ 吴大力，彭清华，张明亮，等. 舒肝明目丸治疗肝郁肾虚型年龄相关性黄斑变性（干性）的临床研究［J］. 湖南中医药大学学报，2008，（02）：57－59.

［29］ 严密. 黄斑囊样水肿［J］. 中华眼底病杂志，2002，（03）：69－70.

［30］ 彭清华. 中西医结合眼科学［M］. 北京：中国中医药出版社，2010.

［31］ 李传课. 中医眼科学［M］. 北京：人民卫生出版社，2011.

［32］ 彭清华，彭俊. 活血利水法治疗眼科疾病的临床研究［J］. 中华中医药学刊，2010，28（04）：681－685.

［33］ 蒋鹏飞，彭俊，彭清华. 彭清华益气养阴活血利水法治疗视网膜脱离术后经验［J］. 中华中医药杂志，2020，35（07）：3433－3426.

［34］ 曾志成，彭俊，谭涵宇，等. 活血利水法治疗眼科疾病的临床研究进展［J］. 湖南中医药大学学报，2010，30（07）：74－78.

［35］ 罗萍，彭清华，李伟力. 益养活利法对视网膜脱离术后视功能的临床观察［J］. 辽宁中医杂志，1996，（07）：15－16.

［36］ 曾红艳，彭清华. 益气养阴利水活血经验方治疗原发性视网膜脱离术后患者的疗效观［J］. 南方医科大学学报，2010，30（04）：915－916.

［37］ 彭清华，李建超，姚小磊，等. 益气养阴活血利水中药复方治疗视网膜脱离复位术后患者的疗效观察［J］. 中国中西医结合杂志，2018，38（01）：42－45.

［38］ 彭清华. 水血同治眼科疾病［J］. 中医杂志，1995，（10）：632－633.

［39］ 彭清华. 眼科水血同治论［J］. 江西中医药，1994，（S2）：9－11.

［40］ 李建超，彭清华，谭涵宇，等. 低倍镜补偿景深超声乳化手术和小切口白内障手术对比观察［J］. 国际眼科杂志，2016，16（01）：84－86.

［41］ 李建超，彭清华，谭涵宇，等. 彭清华教授运用活血利水法治疗术后角膜水肿的经验总结［J］. 中国中西医结合杂志，2018，38（03）：373－374.

［42］ 黄光林，彭清华. 除风益损汤加味治疗小切口非超声乳化白内障摘除术后角膜水肿［J］. 国际眼科杂志，2010，10（03）：588－589.

［43］ 黄学思，蒋鹏飞，彭俊，等. 除风益损汤联合小牛血去蛋白提取物滴眼液对白内障超声乳化术后角膜水肿的多中心临床研究［J］. 中医药通报，2020，19（01）：61－64.

［44］ 谢立信，姚瞻，黄钰森，等. 超声乳化白内障吸除术后角膜内皮细胞损伤和修复的研究［J］. 中华眼科杂志，2004，40（02）：21－24.

第七节　活血利水法在耳鼻喉科的临床应用

一、活血利水法治疗化脓性中耳炎

化脓性中耳炎以鼓膜穿孔、耳内流脓、听力下降为主要临床表现，分为急性化脓性中耳炎和慢性化脓性中耳炎。中医称此病为脓耳，记载于《仁斋直指方论》："热气乘虚，随脉入耳，聚热不散，脓汁出焉，谓之脓耳。"化脓性中耳炎在初期主要是因为风热外袭或风寒化热，热毒灼伤鼓膜，导致鼓膜红赤，甚至穿孔流脓，因此，初期治疗以疏风清热兼利水祛湿排脓为主，常用药如木通、赤茯苓、桑白皮；后期流脓日久，则表现为虚证或虚中夹实证，以脾虚湿困和肾虚邪恋为主，需在化湿排脓的同时注重补益脾肾。

风热外袭证，治疗以疏风清热、解毒排脓为主，基础方为龙胆12 g，黄芩12 g，栀子12 g，生地黄12 g，当归9 g，柴胡9 g，车前草30 g，木通9 g，泽泻9 g。水煎，每日1剂，分3次服。脓黄者加夏枯草、薏苡仁、白芷。

脾虚湿困证，治以健脾渗湿、益气排脓，基本方由太子参10 g，白术10 g，白芍10 g，山药10 g，茯苓10 g，陈皮10 g，柴胡10 g，黄芪20 g，苍术10 g，薏苡仁10 g，升麻3 g，炙甘草3 g组成。水煎，每日1剂，早晚分服。

肾虚邪恋证，治以补肾固本、化湿祛腐为主，基本方为生地黄10 g，山药10 g，山茱萸10 g，茯苓10 g，泽泻6 g，皂角刺10 g，桃仁6 g，红花10 g，鱼腥草10 g，桔梗6 g，金银花10 g。水煎，每日1剂，早晚分服。或加乳香、没药、泽兰等活血祛瘀。

此病若并发脓耳面瘫，需在清热解毒的基础上配以桃仁、红花、全蝎活血通络。若气血亏虚，脉络瘀阻，则重用黄芪补益元气，用当归尾、川芎、赤芍、桃仁、红花、地龙等活血祛瘀通络。

二、活血利水法治疗梅尼埃病

梅尼埃病是以反复发作的旋转性眩晕，波动性耳聋，耳鸣和耳胀满感为主要表现的疾病，以膜迷路积水为病理基础。中医有"无痰不作眩""无虚不作眩"之说，因此，本病以痰湿阻滞耳窍为标，脏腑虚损为本。脾气不足，不能上荣头目，痰湿运化不利则停滞耳窍；肾阳不足，不能温化水湿，寒水上泛而引起眩晕。津液代谢障碍可形成痰饮，气血运行不畅则形成瘀血，痰浊、瘀血既是致病因素，又是病理产物，因此治疗上要注意祛痰与化瘀并重。

寒水上泛、痰湿中阻证，治疗以温阳利水化痰为主。基本方为：黄芪30～90 g，白术20 g，茯苓20 g，泽泻20～60 g，姜半夏20 g，胆南星20 g，旋覆花20 g（包煎后下），赭石30～50 g，生石决明30 g，生姜20 g，菟丝子30 g，桂枝15 g，细辛5 g，川芎12～15 g，柴胡15 g，天麻（另煎）20 g，附子（先煎）20～50 g，白芍20 g。水煎，每日1剂，分3次服。

痰瘀互结证，治疗以活血利水止眩为主。基本方为：牛膝30 g，益母草30 g，泽泻30 g，白术15 g，生山楂15 g，郁金15 g，桂枝6 g。水煎，每日1剂，分3次服。或者白术15 g，泽泻25 g，仙鹤草40 g，半夏10 g，茯苓20 g，陈皮10 g，甘草3 g，龙胆10 g，黄芩12 g，益母草30 g，防风12 g，石菖蒲10 g。水煎，每日1剂，早晚分服。

三、活血利水法治疗变应性鼻炎

变应性鼻炎以反复发作的喷嚏、流清涕、鼻塞、鼻痒为主要表现，鼻镜下可见鼻黏膜呈苍白水肿。《素问玄机原病式·六气为病》形容此病为"鼽者，鼻出清涕也""嚏，鼻中因痒而气喷作于声也"，因此，中医称之为鼻鼽或鼽嚏。此病以肺脾肾三脏虚损为基本病理基础，又以气虚和阳虚为主，早期肺气虚弱致卫表不固，易受寒邪侵袭，逐渐发展为脾肾阳虚，阳虚则水湿上泛，使湿浊停滞鼻窍。因此，治疗上需注意益气温阳除湿，补脾肺肾。气虚无力推动血液运行，则形成瘀血，故需配合活血化瘀药物，如川芎、牡丹皮、莪术等。

肺脾虚寒证，治以健脾益气，温阳活血利湿。基本方为：黄芪30 g，薏苡仁12 g，白术10 g，柴胡5 g，细辛5 g，桔梗5 g，诃子10 g，牡丹皮10 g，乌梅10 g，锁阳10 g，法半夏10 g，辛夷10 g，五味子5 g，炙甘草5 g。水煎，每日1剂，早晚分服。

气虚血瘀证，治以补益肺气，活血化瘀为主，基本方为：黄芪30 g，白术15 g，防风10 g，黄芩10 g，白芷10 g，淡竹叶15 g，柴胡15 g，川芎10 g，牡丹皮15 g，蝉蜕15 g。水煎，每日1剂，早晚分服。鼻甲黏膜呈灰蓝色，血瘀较重者，可加茜草、莪术增强活血祛瘀之功；亦可由黄芪30 g，防风10 g，白术15 g，牡丹皮15 g，川芎15 g制成鼻喷剂经鼻腔给药，每日3次。

四、活血利水法治疗慢性鼻窦炎

慢性鼻窦炎是鼻窦黏膜的慢性炎症性疾病，以脓涕、鼻塞为主要表现，检查可见下鼻甲肿胀，或者中鼻甲息肉样变，黏膜水肿。中医归属于"慢鼻渊"范畴，《素问·气厥论》中记载："胆移热于脑，则辛頬鼻渊。鼻渊者，浊涕下不止也。"病位在肺、脾、肾，其致病因素主要与湿热、痰浊、瘀血和外感毒邪有关。其中血瘀型常用黄芪补益元气，气行则血行；桃仁、红花、川芎活血祛瘀。脾气虚弱为鼻窦炎虚证的主要证型之一，外邪侵袭，脾脏运化水湿功能失调，升清降浊失司，导致痰饮水湿停聚于鼻窍，引起鼻塞流涕，因此常用白芥子、陈皮、法半夏燥湿化痰，白术、茯苓健脾利水。

脾虚湿困证治以健脾利湿，化痰通窍为主。基本方为：白芥子 6 g，陈皮 6 g，法半夏 9 g，茯苓 15 g，党参 30 g，苍耳子 9 g，辛夷 9 g，白芷 12 g，桔梗 9 g，薄荷 6 g，石菖蒲 6 g，甘草 5 g。水煎，每日 1 剂，早晚分服。亦可加泽泻 12 g，山药 30 g 增强健脾祛湿之功；头痛者加川芎 9 g。

气滞血瘀证治以散瘀通窍，行气活血为主。基本方为：黄芪 20 g，苍耳子 10 g，葛根 10 g，太子参 10 g，路路通 10 g，川芎 10 g，桃仁 10 g，红花 10 g，升麻 6 g，石菖蒲 6 g，辛夷 6 g。水煎，每日 1 剂，早晚分服。

鼻窦炎术后气血失调，湿浊阻于鼻窍者，可用黄芪 20 g，黄芩 15 g，茯苓 15 g，薏苡仁 15 g，石菖蒲 6 g，苍耳子 10 g，白芷 10 g，辛夷花 8 g，桔梗 10 g，赤芍 15 g，白及 15 g、茜草 15 g 组方。煎液后雾化吸入，每日 2 次。

五、活血利水法治疗鼻息肉

鼻息肉的症状表现为一侧或两侧鼻腔内单发或多发荔枝样赘生肉，渐进性鼻塞，流涕，嗅觉减退。中医称该病为"鼻痔"，《外科正宗》中提到："鼻痔者，由肺气不清、风湿郁滞而成，鼻内息肉结如榴子，渐大下垂，闭塞孔窍，使气不得宣通。"本病虚证以肺脾气虚为主，实证主要涉及痰、湿、瘀。肺气虚弱不能固表，机体易感外邪，肺失肃降不能通调水道，寒湿停聚鼻窍日久则形成息肉；若肺经蕴热不能通调水道，则湿热浊气壅结于鼻窍形成息肉。

本病治疗以化湿通窍为主，基础方由黄芩 15 g，茯苓 15 g，泽泻 15 g，薏苡仁 15 g，石菖蒲 6 g，苍耳子 10 g，白芷 10 g，辛夷 8 g，桔梗 10 g 组成。水煎，每日 1 剂，早晚分服。湿热者加蒲公英、鱼腥草、栀子；肺脾气虚者加党参、黄芪、白术、防风、蝉蜕；息肉暗红者为血瘀，可加桃仁、红花、川芎活血散结，或加三棱、莪术增强破血祛瘀之功；鼻息肉术后应酌加赤芍、白及、仙鹤草、茜草等凉血止血、活血化瘀。

六、活血利水法治疗睡眠呼吸暂停低通气综合征

睡眠呼吸暂停低通气综合征以睡眠时打鼾或呼吸暂停为主要表现，查体可见鼻腔、鼻咽、口咽及喉咽等处组织肥大，腔隙变窄。中医称此病为"鼾眠"。《诸病源候论》中记载："其有肥人眠作声者，但肥人气血沉厚，迫隘喉间，涩而不利亦作声"，认为肥人多痰湿为发病的重要诱因。本病虚证表现为肺脾气虚，脾气虚弱不能运化水湿，肺气亏虚则不能通调水道，水湿内停则易生痰饮。痰湿阻滞气机，气滞则血瘀，继而形成以痰瘀互结为主的实证。因此，治疗上需健脾补肺、祛痰行瘀并行，常用药为党参、黄芪、茯苓、白术、薏苡仁、白芥子、法半夏、陈皮、石菖蒲、地龙、威灵仙、桃仁、红花、当归、川芎。

痰湿内阻证：治疗以健脾祛痰，理气活血为主。基本方为制半夏 9 g，陈皮 12 g，薏苡仁 30 g，茯苓 15 g，厚朴 10 g，石菖蒲 10 g，威灵仙 10 g，桃仁 10 g，甘草 6 g。水煎，每日 1 剂，早晚分服。

痰浊挟瘀证：治疗以化浊祛瘀。基本方为半夏 10 g，陈皮 10 g，茯苓 20 g，枳实 10 g，石菖蒲 10 g，郁金 10 g，苍术 10 g，泽泻 15 g，三七粉（冲服）3 g，甘草 6 g。水煎，每日 1 剂，早晚分服。

气虚血瘀证：治疗以补气活血，散郁通瘀为主。基本方为柴胡 12 g，生地黄 12 g，赤芍 12 g，黄芪

30 g，桃仁 9 g，当归 9 g，枳壳 9 g，红花 6 g，桔梗 6 g，炙甘草 6 g。水煎，每日 1 剂，早晚分服。

参考文献

[1] 邓志峰. 龙胆泻肝汤加减联合西药治疗化脓性中耳炎 50 例疗效观察 [J]. 光明中医，2009，24（5）：919-920.

[2] 袁媛，陈小宁. 陈小宁治疗脓耳经验 [J]. 湖南中医杂志，2022，38（4）：59-61.

[3] 刘正华. 中医药防治耳眩晕的临床体会 [J]. 中国民族民间医药，2016，25（10）：140-142.

[4] 艾洪亮，董芳. 活血利水止眩汤联合西比灵治疗梅尼埃病 38 例疗效观察 [J]. 光明中医，2014，29（2）：349-350.

[5] 尹长海. 活血利水汤治疗梅尼埃病 100 例临床研究 [J]. 河北中医，2012，34（6）：842-843.

[6] 马连运. 健脾利湿法治疗慢性鼻窦炎 110 例 [J]. 光明中医，2013，28（7）：1362-1363.

[7] 高英，高瑞瑞，司文，等. 活血通窍汤对血瘀型慢性鼻窦炎患者鼻内镜术后鼻黏膜形态及生理功能的影响 [J]. 解放军医药杂志，2021，33（11）：109-112.

[8] 袁得材. 化湿通窍方煎液雾化对慢性鼻窦炎鼻内镜术后临床研究 [D]. 福州：福建中医药大学，2008.

[9] 陈国春，郑金秀，吴晖，等. 化湿通窍法在慢性鼻窦炎鼻息肉治疗中的应用 [J]. 光明中医，2009，24（3）：451-452.

[10] 杨晓明，刘忠达，李权，等. 化湿醒鼾汤辅助治疗阻塞性睡眠呼吸暂停低通气综合征的临床观察 [J]. 中国现代医生，2022，60（6）：145-147，169.

[11] 王亚名. 化浊祛瘀法治疗阻塞性睡眠呼吸暂停低通气综合征（痰浊夹瘀型）的临床研究 [D]. 北京：北京中医药大学，2012.

[12] 赵立龙. 加味会厌逐瘀汤治疗气虚血瘀型阻塞性睡眠呼吸暂停低通气综合征的临床研究 [J]. 内蒙古中医药，2020，39（7）：64-65.

第八节　活血利水法治疗疑难疾病

一、活血利水法治疗特发性水肿

特发性水肿是指排除心、肝、肾等器质性病变，以体重增加及全身浮肿为特征的一组水盐代谢紊乱综合征，发生的原因至今未明，多认为与内分泌、血管、神经等诸多系统的功能失调和体位的反应异常密切相关。

西医主要予以利尿药、醛固酮抑制药、黄体酮等，疗效不稳定，停药后易复发，且不良反应较大。该病属中医"水肿"病范畴，多与精神因素及劳累有关，其发病机制责之肝、脾、肾功能失调，与血络瘀滞因果相关。临床表现除有水肿外，常伴有胸胁胀痛、月经紊乱、舌质紫黯、脉弦等气滞血瘀证候。中医认为，血水同源，血不利则为水，水湿内停又使血脉涩滞不得畅行，血为水寒所败而为水肿。因此，采用活血利水法治疗常收效迅捷。

脾肾气虚血瘀证：补脾益肾、活血利水为主。药用：黄芪 15 g，炒白术 10 g，党参 12 g，炒山药 15 g，金樱子 15 g，芡实 15 g，杜仲 15 g，山茱萸 12 g，菟丝子 15 g，三棱 10 g，莪术 10 g，冬瓜皮 15 g，大腹皮 15 g，车前子 30 g，白茅根 9 g，益母草 15 g，泽兰 10 g，丹参 30 g。若小便不利，可加桂枝、泽泻助膀胱气化而行水；若肿甚兼见胸闷气短，可加葶苈子逐瘀泄肺、平喘降逆；若脾胃虚弱者，加陈皮、炒扁豆；若瘀滞较重者，加红花。

肝郁气滞兼血瘀证：治以疏肝行气、活血利水。药用：柴胡 12 g，香附 10 g，青皮、陈皮各 10 g，郁金 10 g，白芍 12 g，枳壳 10 g，炙甘草 15 g，川芎 15 g，红花 12 g，茯苓皮 20 g，大腹皮 10 g，桑枝 15 g，白茅根 30 g，车前草 20 g。

心气亏虚，脾胃不和，经络瘀阻证：治宜补益心脾，温阳利水，兼以活血利水。药用：桂枝 15 g，炒白术 20 g，赤芍 8 g，鸡血藤 20 g，丹参 20 g，冬瓜皮 30 g，茯苓皮 20 g，大腹皮 10 g，法半夏 10 g，黄芩 10 g，黄连 5 g，干姜 5 g，煅瓦楞子 30 g，生黄芪 15 g，泽泻 10 g，萹蓄 5 g。

水湿内停，瘀血内滞，瘀水互结，脾肾阳虚证：治以活血利水，佐补脾胃。药用：桂枝、白术、三棱、川芎、丹参、桃仁、红花、猪苓、巴戟天、淫羊藿、黄芪各 10 g，泽泻、茯苓各 20 g，白茅根、赤小豆各 30 g。

二、活血利水法治疗顽固性水肿

顽固性水肿临床常见于慢性肾病、肺心病、心功能不全的患者，此类疾病若单纯运用利尿行水法治疗，往往难获显效。张祥生在《金匮要略》理论的指导下，提出其病机为血不利则为水。基于"血不利则为水"的水血相关理论，提出了因瘀致肿的病理变化及活血化瘀的治疗方法，详细如下。

1. "血不利则为水"的机制　张祥生认为临床上因瘀致水者，多以内伤致瘀为主，其病机变化：其一，气病及血，血瘀致肿：气不得血，则散而无统，血不得气，则凝而不流；其二，血病致瘀，瘀阻水停：血不利则影响水津布散，以致在局部或全身形成水肿。

2. 活血化瘀法　张祥生提出了活血化瘀法是治疗顽固性水肿的大法，并总结了张仲景治疗水肿的方剂，如蒲灰散，方中蒲黄配滑石，以活血化瘀为主，水瘀并治；如肾气丸，方中牡丹皮活血化瘀，生地黄通血脉，全方共奏补肾温阳、化瘀利水之功。

3. 临床运用　糖尿病肾病水肿，属中医消渴病并发水肿。张祥生认为水肿之形成，当责之肾阴阳两虚，气化失常，以及久病因虚致瘀，瘀阻水道。治当补益肾气，恢复肾之气化功能，同时活血化瘀，促使血脉通畅，以加强利水消肿之功。故以肾气丸调补肾之阴阳，而补益肾气，加怀牛膝、车前子共奏化气行水之功；伍以丹参、益母草、当归等活血化瘀，疏通血道，以利水行。如此补肾祛邪相兼，化瘀行水并用，二者相得益彰，故水肿尽除。

肺心病双下肢水肿，张祥生认为中医辨证为心气不足，血瘀水停。方用当归芍药汤合五苓散加味，治以益气活血利水。

张祥生认为以《金匮要略》之活血利水法为基本方法，与益气温阳、健脾利水等药配伍应用，治疗顽固性水肿临床疗效更明显。

三、活血利水法治疗特发性膜性肾病

膜性肾病是成人原发性肾病综合征常见的一种类型，该病以肾小球毛细血管基底膜弥漫性增厚伴上皮细胞下免疫复合物沉积为特征，分为特发性膜性肾病和继发性膜性肾病。目前发病机制尚不明确，西医治疗尚无统一方案，采用降血压、降血脂、抗血凝、糖皮质激素和免疫抑制剂治疗。但从临床治疗经验上看，免疫抑制治疗效果个体差异性较大，需要新的途径和思路作为补充。

特发性膜性肾病在中医古籍中没有记载，但根据其水肿、大量蛋白尿、腰痛等临床症状可归于"水肿""尿浊""虚劳"等病的范畴。中医药治疗特发性膜性肾病安全可靠，不良反应较小。本病病因复杂，目前暂无统一认识，然无论是外感、内伤还是其他因素，最终均会波及气血水。因此，气血水失调是基本病机，贯穿疾病发生发展始终。治疗时需在辨证论治基础上，辨明气血水三者各自病变的轻重，采取不同治法。气病为主，治以大补元气、调畅气机；水病为主，治以淡渗利水、化湿利水、攻下逐水；血病为主，则治以活血利水、扶正消积。若气血水相兼为病，应气血水同调，如温阳益气、活血利水之法。

气虚血瘀、水湿内停证：治以补气活血利水。药用生黄芪 30 g，太子参 20 g，当归 20 g，麸炒白术 15 g，山药 30 g，茯苓 30 g，杜仲 15 g，续断 15 g，赤芍 15 g，牡丹皮 12 g，丹参 30 g，炒僵蚕 10 g，生地黄 12 g，甘草 6 g。

阳虚血瘀证：治以健脾益肾，去菀陈莝，温阳利水。药用桃仁 15 g，红花 9 g，赤芍 12 g，当归 15 g，川芎 12 g，枳壳 12 g，黄芪 30 g，防己 10 g，桂枝 12 g，薏苡仁 30 g，苍术 12 g，白术 15 g，茯苓 30 g，猪苓 15 g，泽泻 12 g，大腹皮 15 g，炮附子（先煎）5 g。

四、行气利水、化瘀逐饮法治疗急性呼吸窘迫综合征

急性呼吸窘迫综合征是因肺内和（或）肺外原因引起的一种以顽固性低氧血症为特征的疾病。临床表现为呼吸困难或窘迫、口唇爪甲发绀、病情危重急迫。现代医学多采用控制感染、机械辅助通气、维持水电解质平衡等方法治疗。

本病属中医"喘证""暴喘"等范畴，常因外邪侵袭、饮食不节、情志失调致肺失宣肃、腑气不通、水饮痰浊瘀血互结于肺所致。本病病位在肺，与其他脏腑关系紧密。肺为娇脏，五脏六腑之华盖，外邪入袭必先犯肺，邪气伤肺而使肺失宣肃，肺气上逆，痰饮留肺，痰水互结。饮食不节，脾失健运，母病及子，土不生金，肺气不足，失宣肃，痰湿内停。情志失调，肝失疏泄，气机运行不畅，木火刑金，金伤则百脉不通，气滞日久而生痰凝、湿聚、血瘀。故当立法行气利水、化瘀逐饮辨证治疗。药用：丹参10 g，连翘10 g，栀子10 g，赤芍15 g，牡丹皮15 g，桃仁10 g，茯苓10 g，当归10 g，五味子10 g。

五、活血利水法治疗颅脑损伤

（一）利水逐瘀通腑法治疗颅脑损伤

颅脑损伤是神经外科的常见疾病，病情危重、凶险，变化快、后遗症多。虽然经手术、应用脱水剂、大剂量激素冲击疗法、吸氧等治疗能够临时缓解患者的病情，但仍然不能完全纠正脑细胞水肿、脑组织缺氧状况，最终后遗症增加，预后效果差。中医治疗本病及其后遗症具有疗效较好、副作用小的特点。

颅脑损伤属中医学"跌扑损伤"范畴。脑为奇恒之府，元神所在，元神为人体之枢机，主宰人体的生命活动；"诸髓者，皆属于脑"，髓上至脑，下至尾骶，与全身脏腑、精微有关。一旦受到外力损伤，脑部气血逆乱，脑络不通，瘀血阻滞，水津外渗，水瘀互结于颅内，诸邪蒙蔽清窍，脏腑功能因之而紊乱，即所谓五脏失统，六腑气闭不通，变证丛生。临床治疗当利水湿、祛瘀血、通脑络、开清窍、安五脏、通六腑。药用茯苓15 g，猪苓15 g，石菖蒲15 g，牛膝15 g，黄芪20 g，川芎15 g，地龙15 g，三七5 g，大黄10 g。

（二）活血利水法为主治疗创伤性脑水肿

创伤性脑水肿是颅脑损伤后脑组织对外来暴力打击所产生的一种病理生理反应，其病理改变是过多的水分积聚在脑组织细胞内或细胞外间隙，引起脑体积增大和重量增加。脑水肿的主要危害是机械压迫引起和加重颅内高压，甚至引起脑移位和脑病，是死亡和致残的主要原因之一。

控制脑水肿、降低颅内压是促进颅脑损伤康复的主要治疗手段，其中渗透性脱水剂是治疗的首选。目前常用于治疗脑水肿的药物有甘露醇、呋塞米、甘油果糖、人体白蛋白及高渗盐水等脱水剂，临床效果明显，但这些药物也有其缺点和局限性，甘露醇、呋塞米容易引起肾功能损害、水电解质紊乱等，人体白蛋白价格昂贵且来源受限，甘油果糖、高渗盐水的脱水作用也十分有限。另外，甘露醇还可通过血脑屏障进入脑挫裂伤灶水肿区而加重脑水肿，即所谓"反跳现象"，为此，学者们一直在探求更好的药物来治疗创伤性脑水肿或弥补现有脱水药物的缺点。

中医学无"脑水肿"一词，更谈不上"创伤性脑水肿"了。明代王肯堂是最早阐述脑水肿形成原因的医家，他认为脑水肿，先是"瘀于脑府"，而后迅速"由瘀生水"，由"瘀热灼津成痰"，瘀、水、痰积于脑府而成脑水肿。治宜温阳利水、活血祛瘀。药用泽泻15 g，白术10 g，猪苓10 g，茯苓10 g，桂枝6 g，丹参10 g，三七粉3 g。

（三）祛瘀利水法治疗脑挫裂伤

颅脑创伤具有发病率高、伤情变化快、死亡率高等特点。颅脑损伤造成脑组织器质性损伤称为脑挫裂伤，是颅脑创伤的一种较重的类型，多因对冲伤或直接暴力导致脑组织的损伤，为脑实质的挫碎、破裂，局部出血、水肿甚至形成血肿，受损脑组织血管栓塞，脑组织糜烂、坏死。脑实质内血肿、脑组织水肿导致颅内压增高，脑组织移位，甚至形成脑痛，危及生命。

脑挫裂伤相对病情较重，病程较长。目前西医对脑挫裂伤的治疗重点在防治颅内高压和颅内出血，除必要的手术治疗外尚无特效的治疗方法。自古以来中医对颅脑损伤就有一定的认识，现代许多的研究已经证实中医药在治疗颅脑损伤方面有独到之处，尤其是在并发症和康复期的治疗。中医认为，脑络瘀阻，灵窍失通，脑髓受损，气机逆乱，脏腑功能失调，继而病症丛生。血瘀内阻，致津液输布失常，瘀阻生湿，由瘀生水，瘀热灼津成痰，故瘀、水、痰积于脑府而成脑水肿。脑挫裂伤的早期，脑络受损，血溢脉外，气为血之帅，血为气之守，气血同病，气乱不通则滞，血溢不畅则瘀，且血瘀加重气滞，致清窍瘀阻，脑髓神机受损，神明被扰。

气滞血瘀证：治以行气祛瘀利水。药用桃仁 10 g，红花 10 g，川芎 10 g，熟地黄 10 g，当归 10 g，赤芍 10 g，大枣 10 g，白术 20 g，猪苓 10 g，泽泻 15 g，茯苓 10 g，桂枝 10 g，延胡索 10 g，石菖蒲 10 g，大黄 10 g，丹参 10 g，三七 5 g。

参考文献

[1] 李锋，行利，李军昌，等. 疏肝活血利水法治疗特发性水肿 37 例临床观察 [J]. 山东中医药大学学报，2005，(5)：369-370.

[2] 李金盈，张国骏，王东强. 张国骏教授心脾同治法治疗特发性水肿的临床经验 [J]. 天津中医药大学学报，2020，39 (2)：142-144.

[3] 张晓羽. 张祥生应用活血利水法治疗顽固性水肿经验撷要 [J]. 辽宁中医药大学学报，2012，14 (8)：170-172.

[4] 王吉磊，宿晶，刘世宾，等. 芪莄固本方联合环磷酰胺治疗特发性膜性肾病气虚血瘀证临床研究 [J]. 陕西中医，2022，43 (9)：1219-1221.

[5] 黎雪. 活血利水方对阳虚血瘀证特发性膜性肾病患者临床疗效及血清抗 PLA2R 抗体影响的临床观察 [D]. 南宁：广西中医药大学，2022.

[6] 原艺. 化瘀逐饮方治疗急性呼吸窘迫综合征 50 例临床研究 [J]. 山东中医药大学学报，2020，44 (4)：414-418.

[7] 杨燕，黄学才，章学媛. 利水逐瘀通腑法佐治颅脑损伤的临床观察 [J]. 中国中医药科技，2017，24 (1)：92-94.

[8] 马占峰，荔志云. 从现代基础与临床研究探讨五苓散应用于创伤性脑水肿 [J]. 中医药临床杂志，2016，28 (5)：623-626.

[9] 王建. 祛瘀利水法治疗脑挫裂伤的临床研究 [D]. 南京：南京中医药大学，2019.

图书在版编目（ＣＩＰ）数据

中医活血利水法 / 彭清华，彭俊主编. -- 长沙 ：
湖南科学技术出版社，2024.6
ISBN 978-7-5710-2911-1

Ⅰ．①中… Ⅱ．①彭… ②彭… Ⅲ．①活血祛瘀－
中医疗法 Ⅳ．①R254.2

中国国家版本馆 CIP 数据核字(2024)第 098536 号

中医活血利水法

主　　编：彭清华　彭　俊
出 版 人：潘晓山
责任编辑：李　忠
出版发行：湖南科学技术出版社
社　　址：芙蓉中路一段 416 号泊富国际金融中心
网　　址：http://www.hnstp.com
湖南科学技术出版社天猫旗舰店网址：
　　　　　http://hnkjcbs.tmall.com
邮购联系：0731-84375808
印　　刷：长沙新湘诚印刷有限公司
　　　　　（印装质量问题请直接与本厂联系）
厂　　址：长沙市开福区伍家岭街道新码头 9 号
邮　　编：410008
版　　次：2024 年 6 月第 1 版
印　　次：2024 年 6 月第 1 次印刷
开　　本：889mm×1194mm　1/16
印　　张：7
字　　数：204 千字
书　　号：ISBN 978-7-5710-2911-1
定　　价：98.00 元